LIVING LEBEN OHNE LOW KOHLENHYDRATE CARB

DIE LANGZEIT-ANWENDUNG KOHLENHYDRATARMER DIÄTEN

Fran McCullough novagenics

Hinweis der Autorin

Bevor Sie das im vorliegenden Buch empfohlene Ernährungsprogramm aufnehmen, sollten Sie Ihren Arzt konsultieren. Das gilt besonders dann, wenn Sie schwanger sind oder bei Ihnen Bedingungen vorliegen, die einer medizinischen Behandlung bedürfen. Auch wenn Sie regelmäßig Medikamente einnehmen müssen (oder Ihnen das empfohlen wurde), sollten Sie vor der Umstellung auf eine kohlenhydratarme Ernährung Ihren Arzt konsultieren.

Die Informationen in diesem Buch basieren auf Quellen, von denen die Autorin glaubt, daß sie zuverlässig sind.

CIP-Titelaufnahme der deutschen Bibliothek:
Fran McCullough
Living Low-Carb – Leben ohne Kohlenhydrate.
Die Langzeit-Anwendung kohlenhydratarmer Diäten.
2. Auflage Novagenics Verlag 2005

Übersetzt von Klaus Arndt

Copyright © 2000 Fran McCullough

Titel der amerikanischen Originalausgabe:
Fran McCullough: »Living Low-Carb—The Complete Guide to Long-Term Low-Carb Dieting«. Erschienen 2000 bei Little, Brown & Company, New York.

Alle Rechte an der deutschen Ausgabe 2004-2005:
Novagenics-Verlag, D-59755 Arnsberg.

Dieses Werk, einschließlich aller seiner Teile, ist urheberrechtlich geschützt. Jede Verwertung außerhalb der engen Grenzen des Urheberrechts ist ohne Zustimmung des Verlages strafbar. Dies gilt insbesondere für Vervielfältigungen, Übersetzungen und Mikroverfilmungen, sowie Einspeicherung und Bearbeitung in elektronischen Systemen.

Danksagung

Mein Dank geht zuerst an meinen Ehemann David, der es verdiente, heilig gesprochen zu werden. Er verfügt über eine unbegrenzte Leidensfähigkeit und er unterstützt mich in allem; darüber hinaus ist er immer bereit, zur Gabel zu greifen und die neueste Überraschung aus der Küche zu kosten.

Auch bei diesem Buch wußte ich wieder mein A-Team hinter mir, dieselben phantastischen Leute, mit denen ich bereits beim »Low-Carb Kochbuch« gearbeitet habe: Meine Agentin Irene Skolnick, meinen Editor Rick Kot und Ricks Leutnant Michael Liss. Besonderer Dank gebührt Jennifer Josephy, die dieses Buch von Anfang an begleitet hat. Ein Segen ist die Bekanntschaft mit Irwyn Applebaum, dem Paten aller meiner Low-Carb Bücher.

Ich bin mit vielen guten Freunden gesegnet, über deren Erfahrungen ich frei verfügen und mit denen ich endlose Gespräche über das (vor allem mich, nicht immer sie) faszinierende Thema dieses Buches führen konnte. Ein großes »Dankeschön« an Bruce Aidells, Janet Bailey, Jo Bettoja, June Biermann, Carver Blanchard, Catherine Brandel, Dr. Louis Buzzeo, Dana Carpender, JoAnn Clevenger, Darian Cork, Warren Cork, Susan Costner, Robert Crayhon, Marion Cunningham, Dr. Mike und Dr. Mary Dan Eades, Susan Fischer, Linda und Fred Griffith, Christopher Gross, Suzanne Hamlin, Diana Kennedy, David King, Niloufer Ichaporia King, Pat Klinkhammer, Wendy Lane, Mark Lindner, Maggie McCarthy, Dr. Larry McCleary, Ben McCullough, Katy McCullough, Deborah Madison, Patty O'Neill, James O'Shea, Gene Opton, Pat Puglio, Dr. Donald Robertson und Carol Robertson, Dr. Ron Rosedale, Loma Sass, Lindsey Shere, Martha Rose Shulman, Alan Silverstein, Nina Simonds, Brian Termini, Barbara Toohey, Charles VanOver, Eileen Weinberg, Faith Heller Willinger, Barbara Witt, Paula Wolfen, Diane Rossen Worthington und Rob Wynne.

Fran McCullough

INHALT

Einführung 1

1. Die Vorteile kohlenhydratarmer Diäten 5
1.1 Warum Low-Carb? 5
1.2 Die Theorien 9
1.3 Das Puzzle aus einem anderen Blickwinkel 16
1.4 Ist diese Ernährung für jeden geeignet? 19
1.5 Was dürfen Sie essen? 21
1.5.1 Die einfache Low-Carb Diät 24
1.6 Worum Sie sich nicht sorgen müssen... 28
1.6.1 Eier 28
1.6.2 Fett, Fleisch und Milchprodukte 29
1.6.3 Erdnüsse 36
1.6.4 Alkohol 40
1.6.5 Ihre Nieren 42
1.6.6 Die Ketose 42

2. Geheime Waffen 47
2.1 Anpassen der Diät an Ihre Bedürfnisse 47
2.2 Ein Ernährungstagebuch führen 50
2.3 Blutuntersuchungen 51
2.4 Im Zweifel: Testen Sie sich 55
2.5 Das erstaunliche L-Carnitin 58
2.6 Verbesserte Insulinwirkung 63

Inhalt   i

2.7	Verbesserte Blutfettwerte	64
2.8	Sportliches Training	66
2.9	Kohlenhydrate zum Frühstück	70
2.10	Entlasten Sie Ihre Leber	71
2.11	Mit Wasser besser abnehmen	74

3.	**Maßnahmen für den Notfall**	77
3.1	Wenn Sie es vermasseln	77
3.2	Geplante Nachsichtigkeiten	79
3.3	Wie man schnell einige Pfunde los wird	82
3.4	Vitamine und andere Nahrungsergänzungen	83
3.5	Wenn Sie nicht gern kochen	86
3.6	Problematische Snacks	88
3.7	Süße Belohnungen	89
3.8	Essen außer Haus	89
3.9	Komm' doch zum Abendessen vorbei...	93
3.10	Feiertage ohne Reue	96
3.11	Unterwegs	97
3.12	Wenn man nicht weiter abnimmt...	99
3.13	Der Schilddrüsen-Blues	100
3.14	Verstopfung	104
3.15	Wenn Sie die Nase voll haben...	105

4.	**Besondere Umstände**	107
4.1	Vegetarismus	107
4.2	Diabetes	109
4.3	Schwangerschaft und Stillen	111

5.	**In der Küche**	115
5.1	Zuckeraustauschstoffe unter der Lupe	115

ii   *Living Low-Carb – Leben ohne Kohlenhydrate*

5.2	Prost! Die Wahl der richtigen Getränke	119
5.3	Sauer macht nicht nur lustig, sondern auch schlank	122
5.4	Da haben wir den Salat...	122
5.5	Die Zubereitung von Sardinen	123
5.6	Variationen von Eiern und Thunfisch	124
5.7	Alles Käse	125
5.8	Ersatz für Kartoffeln und Reis	128
5.9	Ein Ersatz für Bratkartoffeln	129

Anhang 1: Import von Nahrungsergänzungen oder Medikamenten 131

Anhang 2: Literatur 135

Verzeichnis der Tafeln

Fallbeispiel 1: Jeannie (50) 22

Zucker: Nein, Danke! 25

Frans einfache Low-Carb Mahlzeiten 26

Führen Sie ausreichend Omega-3 Fettsäuren zu! 33

Erdnuß-Fakten 37

Fallbeispiel 2: Dana (40) 38

Mundgeruch 45

Was tun bei einer Verschlechterung der Blutwerte 52

Kurioses 56

Fallbeispiel 3: Charles (55) 60

Kauen Sie gut 65

Sport ist Mord? 68

Fallbeispiel 4: Larry (50) 80

Wenn Sie verrückt sind nach... 95

Fallbeispiel 5: June (76) 112

Proteinriegel mit Glyzerin erhöhen den Blutzuckerspiegel 117

Low-Carb Margarita 121

Inhalt iii

Einführung

Ich brauchte viele Jahre, um zu erkennen, daß ich Kohlenhydrate nicht richtig verstoffwechseln kann. Dies wurde mir schmerzhaft klar, als die Low-Fat Ära heraufzog: Ein Experte nach dem anderen erzählte mir, es sei Fett, was mich fett mache; ich könne aber unbegrenzt Kohlenhydrate verzehren und trotzdem abnehmen. Doch ich nahm immer mehr zu. Wenn es mir tatsächlich mit großem Einsatz gelang, ein oder zwei Pfund zu verlieren – nach einem Essen im Restaurant hatte ich doppelt soviel wieder zugelegt.

Es war nicht zu übersehen, daß mit meinem Ernährungsprogramm etwas nicht stimmte. Aber ich hatte Angst, zur Atkins-Diät zurückzukehren, der einzigen Diät, bei der ich mich gut gefühlt und Gewicht verloren hatte. Sie würde mich umbringen, da war ich ganz sicher und überdies im Einklang mit allen Ärzten dieser Zeit. Allerdings konnte ich meine Diäten auch nicht einfach einstellen, denn wenn ich den Versuchungen nachgab, nahm ich im Schnitt zwischen 15 und 20 Pfund pro Jahr zu, einfach indem ich das verzehrte, worauf ich Lust hatte. So konnte ich mir leicht ausrechnen, 75 bis 100 kg pro Jahrzehnt zuzulegen. Wenn meine Kinder das College verließen, würde ich also 200 kg wiegen.

Wie ich im »Low-Carb Cookbook« (nicht auf Deutsch erschienen) schon dargelegt habe, erschienen meine Retter in Gestalt von Dr. Mike und Dr. Mary Dan Eades. Deren Bekanntschaft fiel mir buchstäblich in den Schoß, als mir das Lektorat ihrer Publikationen angetragen wurde. Ihr Buch »Protein Power« überzeugte mich davon, daß es auch für mein Problem eine Lösung gab. Ich verdanke den Eades' nicht nur eine Gewichtsabnahme von knapp 30 kg, sondern mein Leben. Gerade heute erhielt ich die Ergebnisse meines letzten Bluttests: Perfekte Werte für Cholesterin, Triglyzeride und den Blutdruck. Mein Homocystein-Wert liegt etwas zu hoch, doch das kann leicht korrigiert werden, indem ich 800 Mikrogramm (mcg) Folsäure einnehme. (Zu große Mengen der Aminosäure Homocystein im Blut schädigen die Wände der Blutgefäße, was zum Herzinfarkt führen kann.)

Mein Gewicht ist ebenfalls noch nicht perfekt, doch das ist nicht der kohlenhydratarmen Ernährung zuzuschreiben. Mein Berufsleben dreht sich nur um das Essen: Ich muß ohne Unterlaß probieren und neue Gerichte testen, obendrein werde ich ständig zu außergewöhnlichen Mahlzeiten eingeladen, auf die nur ein Dummkopf (oder ein sehr kluger Mensch) verzichten würde. Ich arbeite hart daran, wenigstens einige dieser Termine nicht wahrzunehmen.

Meine Familie weiß, daß ich den Alltag gern zelebriere. Ich bestehe auf kleinen Annehmlichkeiten wie Espresso, frischen Blumen, echtem Silberbesteck bei Tisch – natürlich ohne die großen Genüsse auszulassen. Ich finde, diese Haltung beschreibt meine Einstellung zur Diät und zu einem Teil auch die Philosophie hinter diesem Buch. Ich möchte soviel genießen, wie ich verantworten kann: Das bedeutet, soviel und so gut zu essen, daß ich noch weiter abnehme, oder wenigstens nicht zunehme und die geheimen Waffen zu finden, die mir dieses Vergnügen erlauben. Ich möchte bis an die Grenzen gehen; freilich ohne sie zu überschreiten.

Ich habe bereits eine lebensbedrohliche Erkrankung überstanden (ein großes Blutgerinnsel) und meine ältere Schwester hat schon einen schweren Schlaganfall erlitten, von dem sie sich vielleicht nie wieder erholt. Daher will ich auch so gesund wie möglich leben. Ich werde im Verlauf dieses Buches immer wieder Gesundheitshinweise anbringen.

Von den vier Ärzten, die ich damals aufsuchte, hat keiner mein Blutgerinnsel richtig diagnostiziert. Erst der Gefäßchirurg, den ich danach konsultierte, hat meine Vermutung bestätigt und die Behandlung eingeleitet. Wie er mir sagte, hätte ich jederzeit sterben können. Diese Erfahrung hat mich davon überzeugt, daß wir alle für unsere Gesundheit selbst verantwortlich sind. Wir müssen auf die Signale achten, die uns unser Körper gibt und in diese Richtung marschieren.

Die Low-Carb Ernährung, das Leben ohne Kohlenhydrate, bekommt meinem Körper gut. Das sind die Signale, die ich empfange: Ich bin voller

2   *Living Low-Carb – Leben ohne Kohlenhydrate*

Energie, ich stecke mich nicht mehr mit jeder Grippe an, die in der Gegend grassiert und meine Blutuntersuchungen belegen, wie wichtig diese Ernährung für mich ist. Doch vielleicht paßt der Low-Carb Lebensstil nicht optimal zu Ihnen – oder Sie müssen ihn etwas variieren, um die Vorteile nutzen zu können. Von der Biochemie her sind wir alle erstaunlich verschieden, jeder muß für sich selbst herausfinden, was zu ihr oder ihm paßt. Vielleicht ist Ihnen das Glück beschieden, einen Arzt zu finden, der Ihnen weiterhilft, doch darauf sollten Sie sich nicht verlassen.

Ich habe keinen Zweifel daran, daß früher oder später jemand eine bessere Variante der Low-Carb Ernährung vorstellt oder ein anderes Ernährungssystem, das die gleichen Probleme besser löst. Beim Verständnis der Mechanismen, welche dieser Ernährungsform zugrunde liegen, stehen wir nämlich erst am Anfang. Wie David King, ein Biochemiker der Universität von Kalifornien in Berkeley, sagt: »Über die Ernährung des Menschen ist weniger bekannt, als über alle anderen Felder menschlichen Wissens, von Soziologie und Psychologie einmal abgesehen.« Und je mehr bekannt wird, desto komplizierter wird es. Doch bis gesicherte neue Erkenntnisse vorliegen, läßt sich festhalten: Diese Ernährungsweise ist der beste Weg, um abzunehmen, die Gesundheit zu erhalten und sie verspricht ein langes, dynamisches Leben.

Das »Low-Carb Kochbuch« habe ich mehr oder weniger für mich selbst geschrieben. Ich wollte damals einfach eine Sammlung von erprobten Low-Carb Rezepten haben, die mir helfen sollten, diese Diät für den Rest meines Lebens beizubehalten. Ich hatte zwar gehofft, daß andere Fans der Low-Carb Ernährung ebenfalls Interesse daran zeigen würden, doch auf die Lawine an Korrespondenz, die mich erreichte, war ich nicht vorbereitet. Das Buch wurde als die Bibel des Low-Carb Kochens gepriesen, als unverzichtbarer Führer zum gesunden Essen, ohne darüber den Genuß zu vergessen. Seither haben die Zuschriften noch zugenommen und der Refrain ist stets derselbe. All diese Briefe haben mich tief bewegt; gleichzeitig hat es mich unglaublich

Einführung 3

inspiriert, wie all diese Menschen ihre Frustrationen und ihre Triumphe, ihre Krankheiten und ihre Freude mit mir teilten, endlich eine Form der Ernährung gefunden zu haben, die funktioniert.

Ebenso wie viele Fans des »Low-Carb Cookbooks« mußte auch ich erkennen, daß man nie genug wissen kann. Ich bin mir sicher, daß ich in der Low-Carb Welt bleiben werde, jedenfalls so lange, bis etwas erheblich Besseres auftaucht. In den letzten Jahren habe ich ständig dazugelernt, vieles geht über Kochrezepte hinaus. Das vorliegende Buch, »Living Low-Carb – Leben ohne Kohlenhydrate« richtet sich an alle, die sich eingehender mit dieser Ernährungsform beschäftigen wollen, Menschen deren Gesundheit oder Gewicht ein längeres und ernsthafteres Engagement erfordert. Es integriert die kohlenhydratarme Ernährung in unseren Alltag. Dabei werden die praktischen Belange – etwa Reisen oder Einladungen – ebenso angesprochen, wie eher psychologische; etwa die emotionalen Achterbahnfahrten, die uns manchmal widerfahren.

Pro und Contra verschiedener Elemente der kohlenhydratarmen Ernährung werden angeführt, um Ihnen die Entscheidung zu erleichtern, was Sie in Ihre Planungen übernehmen möchten – nur so kann eine Diät funktionieren.

Da ich mir gewünscht hätte, einiges davon zu wissen, bevor ich damit begann, spreche ich im Buch auch Themen an, die besonders Neulinge interessieren werden. Doch egal ob Anfänger oder Profi: Was die vielen kleinen und großen Fragen zur Low-Carb Ernährung angeht, die sich vielleicht stellen – ich hoffe, Sie finden die Antwort in diesem Buch.

Anmerkungen bzw. Hinzufügungen des Übersetzers sind durch »d.Ü.« kenntlich gemacht.

1. KAPITEL

DIE VORTEILE KOHLENHYDRAT-ARMER DIÄTEN

1.1 Warum Low-Carb?

Low-Carb Diäten, deren Geschichte bis in das frühe 19. Jahrhundert zurückreicht, sollten immer eine Gewichtsabnahme erzielen. Auch wenn manche Befürworter von Low-Fat immer noch glauben, es handele sich dabei vornehmlich um einen Flüssigkeitsverlust, bleibt doch festzuhalten, daß viele Menschen mit der kohlenhydratarmen Ernährung in kurzer Zeit 50 kg und mehr abgenommen haben. Diese ehemals stark Übergewichtigen sind sich einig, daß unter allen Diätformen die Low-Carb Ernährung als effektivste, am besten durchzuhaltende und auf lange Sicht erfolgversprechendste gelten muß.

Trotz der Aufforderung vieler Ernährungsexperten, lieber Kohlenhydrate als Fett zu verzehren, um gesund zu bleiben, belegen Bücher über die Low-Carb Ernährung seit gut zehn Jahren die Spitzenplätze der US-Bestseller-Listen. Millionen von Menschen haben diese Form der Diät durchgeführt; bislang sind keine Nebenwirkungen bekannt geworden. Obwohl sich innerhalb des Gesundheits-Establishments nur wenige Befürworter der Low-Carb Diät finden, kann ihr jedenfalls nicht vorgeworfen werden, in einigen Fällen zum Tode geführt zu haben, wie etwa die von den Gesundheitsexperten

seinerzeit empfohlenen Flüssigdiäten oder jene Diätformen, die auf Appe-
titzügler und Amphetamine gesetzt haben. Der Streit über die effektivste
Diät wird weitergehen und es ist kaum anzunehmen, daß in nächster Zeit
wissenschaftliche Studien auftauchen werden, welche die Angaben der einen
oder anderen Seite unwiderruflich bestätigen.

Doch warum hilft die kohlenhydratarme Ernährung, wo alle anderen
Diäten versagen? Die genauen Wirkmechanismen wurden lange Zeit nicht
richtig verstanden. Als aber das Ärzte-Ehepaar Michael und Mary Dan Eades,
Autoren des Buches »Protein Power«, sich der Biochemie dahinter zuwandte,
entdeckte es nicht nur, warum man mit Low-Carb so gut abnimmt, sondern
auch eine ganze Reihe gesundheitlicher Vorteile: Zu hoher Blutdruck läßt
sich damit deutlich senken, ebenso die Spiegel gefährlicher Blutfette wie
Triglyzeride und LDL-Cholesterin; Diabetes (Zuckerkrankheit) kann besser
behandelt werden. Low-Carb verhilft zu konstanter Energie über den ganzen
Tag (statt ständiger Hochs und Tiefs, wie bei anderen Diäten) und eine
gesteigerte Konzentrationsfähigkeit; die fettfreie Körpermasse (Muskeln und
Knochen) nimmt zu, während Körperfett abgebaut wird; die Immunabwehr
des Körpers wird gestärkt; Gichtanfälle und Sodbrennen verschwinden und
viele andere Beschwerden, z.B. chronische Entzündungen, bessern sich.

Wie sich die Experten auf diesem Feld mittlerweile einig sind, geschieht
all dies, weil der Verzicht auf Kohlenhydrate – Zucker und Stärke in jeder
Form, vom Bonbon bis hin zur Kartoffel – das Insulin zügelt, jenes Hormon,
das nicht nur für die Fettspeicherung zuständig ist (und schlimmer noch,
dafür sorgt, das einmal gespeichertes Fett nicht wieder freigesetzt wird), sondern auch für Bluthochdruck und Schäden an den Blutgefäßen verantwortlich ist, sowie für viele andere Beschwerden, an denen Menschen mit einer
genetischen Veranlagung für Übergewicht, Diabetes und Herzkrankheiten
leiden. Wenn jemand Zucker oder Stärke verzehrt, wird Insulin benötigt. Je
mehr davon gegessen wird, desto mehr Insulin wird gebraucht, um diese
Kohlenhydrate in den Zellen des Körpers zu verarbeiten.

Wenn ein Mensch sich über viele Jahre sehr kohlenhydratreich ernährt, vermindert sich die Empfindlichkeit der Insulinrezeptoren, jener Stellen, wo das Hormon an der Zellwand »andockt« und seine Wirkungen auslöst. So entsteht eine Insulinresistenz, auch Syndrom X oder Hyper-Insulinämie genannt, was schließlich zum Typ II Diabetes führt, der »Altersdiabetes«. Ein Mensch mit Insulinresistenz ist in der Regel übergewichtig, weist einen zu hohen Blutzuckerspiegel auf, ebenso wie zu hohe Werte für Harnsäure und Triglyzeride, aber einen gesenkten Spiegel des (»guten«) HDL-Cholesterins. Offensichtlich ist ein gestörter Insulinstoffwechsel auf eine genetische Veranlagung dafür zurückzuführen. Wenn eine rasche Gewichtszunahme – vor allem am Bauch – bei Ihnen »in der Familie liegt«, dann tragen Sie diese Gene höchstwahrscheinlich ebenfalls in sich. Ohne eine Ernährungsumstellung sind auch Sie durch die zuvor angesprochenen Krankheiten gefährdet (falls Sie nicht schon darunter leiden).

Der einzige Weg, die Ausschüttung von Insulin zu vermindern, besteht darin, weniger Kohlenhydrate zu verzehren. Da Sie stets eine gleichbleibende Menge Eiweiß (Protein) pro Tag benötigen, egal welche Diät Sie durchführen – etwa 1 g pro kg Körpergewicht – müssen Sie bei einer Low-Carb Diät ganz offensichtlich mehr Fett essen. Tatsächlich erfordert eine Reihe von Low-Carb Diäten den Verzehr enormer Mengen Steaks, Käse, Butter und Sahne. Dabei gibt es unzählige Geschichten von Menschen, die mit diesen Lebensmitteln trotz 3.000 kcal. pro Tag noch abnehmen. Andere Low-Carb Varianten schränken den Fettkonsum mehr ein oder schreiben bestimmte Mengen der einzelnen Fette vor.

Spielen Kalorien also keine Rolle? Ja und nein. Wenn bei Ihnen keine Insulinprobleme vorliegen, Sie über einen normalen Stoffwechsel verfügen, aber einfach zuviel essen, dann halten Sie sich an den üblichen Rat: Nehmen Sie weniger Kalorien zu sich und Sie werden Gewicht verlieren. Wenn bei Ihnen aber eine genetisch bedingte Störung im Insulinstoffwechsel vorliegt – sehr wahrscheinlich, wenn Sie aus einer »dicken« Familie stammen – wird

1.1 Warum Low-Carb?   7

eine kalorienreduzierte Diät nicht viel bewirken, wenn Sie nicht gleichzeitig auch den Kohlenhydratverzehr stark einschränken. Von jenen Glücklichen abgesehen, die auch bei 3.000 kcal. pro Tag noch abnehmen, funktioniert auch eine Low-Carb Diät nicht von allein: Wenn Sie deutlich an Gewicht verlieren wollen, müssen Sie ein Kaloriendefizit erzeugen, wenn auch nicht so drastisch wie bei einer fettarmen Diät.

Zunehmend mehr Menschen, die nicht übergewichtig sind, wenden sich der kohlenhydratreduzierten Ernährung wegen der gesundheitlichen Vorteile zu. Einige davon sind zwar schlank, leiden aber an Diabetes; andere möchten Cholesterinwerte und Blutdruck ohne teure und nebenwirkungsträchtige Medikamente in den Griff bekommen. Die Sportler im Fitneß-Studio ernähren sich kohlenhydratarm, um Muskelmasse aufzubauen und den Körperfettanteil gering zu halten. Viele epilepsiekranke Kinder werden seit Jahrzehnten erfolgreich mit einer kohlenhydratfreien, aber sehr fettreichen Ernährung behandelt – das verhindert epileptische Anfälle, selbst wenn die Medikamente nicht anschlagen. Bislang sind keine nachteiligen Wirkungen einer solch strengen Ernährungsumstellung bekannt geworden.

Die Einstellung der Ernährungswissenschaft zu den Nahrungsfetten beginnt sich langsam zu ändern. Zum Teil liegt das daran, daß die Empfehlung, wenig Fett zu verzehren, kaum Erfolge gezeigt hat: Die Fettleibigkeit nimmt weltweit epidemische Ausmaße an und Diabetes bei Kindern hat allein im letzten Jahrzehnt um 20 % zugenommen. Viele Frauen haben Probleme damit, schwanger zu werden, was oft auf einen zu geringen Fettverzehr zurückgeführt werden kann. Führende US-Wissenschaftler wie Dr. Walter Willet von der Harvard Universität vertreten die Ansicht, nicht die Menge des verzehrten Fetts gebe den Ausschlag, sondern die Art: Er hat kein Problem, einer Ernährung mit 40 % Fettanteil zuzustimmen, solange diese Fette überwiegend ungesättigt sind.

Wir wissen viel zuwenig über den menschlichen Stoffwechsel und seine Nährstoffbedürfnisse, obwohl immer wieder »Experten« auf den Plan treten, welche vorgeben, die »perfekte Ernährung« seit Anbeginn der Zeiten zu kennen. Was allerdings die Menschheit im Laufe ihrer Entwicklung gegessen hat, ähnelt der Low-Carb Ernährung: Überwiegend Protein und Fett, das kleine Landtiere, Fische und Vögel lieferten, sowie geringe Mengen Kohlenhydrate aus Pflanzen, Beeren und Nüssen. Ab und zu konnte man sich den Bauch richtig vollschlagen, wenn die Jäger ein großes Tier erlegt hatten. Milchprodukte sind eine relativ junge Bereicherung des Speiseplans, ebenso wie Getreide, über das wir erst seit 10.000 Jahren verfügen können – aus dem Blickwinkel der Evolution betrachtet, eine verschwindend geringe Zeitspanne. Viele Menschen sind einfach noch nicht optimal angepaßt an diese »neue« Ernährung. Das erklärt auch, warum wir uns mit einer kohlenhydratarmen Ernährung so gut fühlen und warum Low-Carb funktioniert.

Ich muß wohl nicht darauf hinweisen, daß es im Low-Carb Lager unterschiedliche Denkansätze gibt und eine ganze Reihe verschiedener Diätrichtlinien. Wenn Sie ernsthaft darüber nachdenken, sich für den Rest Ihres Lebens so zu ernähren – was besonders zu empfehlen ist, wenn Sie unter den besagten Störungen des Insulinstoffwechsels leiden – dann sollten Sie einen Blick auf die wichtigsten Vertreter der kohlenhydratarmen Ernährung werfen und den Ansatz auswählen, der am besten zu Ihnen paßt.

1.2 Die Theorien

In den USA, wo diese neue Ernährungsform mittlerweile große Lebensmittelkonzerne zum Umdenken gezwungen hat, ist eine Vielzahl von Büchern zum Thema erschienen. Nachfolgend eine Auswahl der wichtigsten Titel.

The Paleo Diet (auch als »Steinzeit Diät« bekannt): Die wohl reinste Variante der Low-Carb Diät mit einer sehr restriktiven Auslegung. Sie empfiehlt, kein Lebensmittel zu verzehren, das unseren Vorfahren vor 40.000 Jahren nicht auch schon zur Verfügung stand. Ehrlich gesagt, ich bewundere alle, die sich einem solch strengen Reglement unterwerfen, doch ich vermisse den

Genuß, wenn ich allein Wild und Beeren essen darf. Mehr darüber erfahren Sie in Ray Audettes »Neanderthin: Eat like a Caveman to Achieve a Lean, Strong, Healthy Body« und in Loren Cordains »Paleo Diet« (beide nicht auf Deutsch erschienen).

Dr. Atkins: Obwohl er eine Reihe von Vorläufern hatte, unter ihnen auch Gayelord Hauser, ist Dr. Robert Atkins heute unbestritten die Gallionsfigur der Low-Carb Ernährung. Vom medizinischen Establishment wegen seiner anhaltenden Kritik am System verstoßen, mußte er lange Zeit dem Vorwurf entgegentreten, den theoretischen Unterbau seiner »Diät-Revolution« vernachlässigt zu haben. »Meine Diät wirkt,« war seine einfache Erklärung. Zu Beginn der Atkins-Diät ruft die strenge Kohlenhydratbeschränkung eine Ketose hervor, die zur Gewichtsabnahme führt. Ist das Wunschgewicht erreicht, wird die Menge der Kohlenhydrate auf einen »Erhaltungslevel« angehoben. In der Einführungsphase ist kein Kaffee erlaubt. Von Dr. Atkins liegen etliche Publikationen auf Deutsch vor; darunter »Diät-Revolution«, »Die neue Atkins-Diät« und »Atkins for Life«.

Protein Power und der *Protein Power Lifeplan*: Die Low-Carb Variante für den gebildeten Leser, entwickelt vom Ärzte-Ehepaar Dr. Michael und Mary Dan Eades. Sie liefern eine Fülle eleganter Erklärungen, warum die kohlenhydratarme Ernährung wirkt, sowie eine Reihe erfolgversprechender Strategien, darunter auch geplante Abweichungen von der Regel (»Diätferien«). Bei der Protein Power Diät sind Alkohol und Kaffee erlaubt, auf eine strenge Ketose wird verzichtet. Allerdings sind die Eades strikt gegen den künstlichen Süßstoff Aspartam. Von den Titeln der Eades liegen bislang keine deutschen Übersetzungen vor.

Carbohydrate Addicts (»Kohlenhydratsüchtige«): Die Erfinder dieser Diät, Rach... und Richard Heller, posieren auf dem Cover ihres Buches in weißen Ärzt kitteln, sind aber keine Mediziner. Sie betonen den Suchtcharakter der K ..enhydrate, leisten der Sucht aber selbst Vorschub: Sie erlauben eine ..lohnungsmahlzeit« pro Tag mit allen Kohlenhydraten, die man in einer bestimmten Zeit essen kann. Die Hellers empfehlen, Nahrungsmittel zu meiden, die einen Rückfall in »Sucht« und »Freßanfälle« auslösen können. Ihre Strategie wirkt bei einigen, aber nicht bei allen (auch nicht bei mir). Der Erfolg hängt vermutlich vom Ausmaß der Insulinresistenz ab. Ein Buch der Hellers ist unter dem Titel »Die Freßbremse« auf Deutsch erschienen.

Sugar Busters (etwa »Zucker Polizei«): So etwas wie »Protein Power für Dummies«; wenn es Ihnen schwerfällt, das Konzept der Low-Carb Ernährung zu verstehen, dann sehen Sie sich diese Diät an. Sugar Busters erlaubt mehr Kohlenhydrate als die meisten anderen Low-Carb Varianten. Die Autoren stammen aus New Orleans, wo man sich mit gutem Essen auskennt; die Diät ist allerdings von Ärzten entwickelt worden. Unter dem Titel »Zucker-Knacker« ist eine deutsche Übersetzung erschienen.

The Zone: Barry Sears bekanntes Diätprogramm ist streng genommen keine Low-Carb Diät, sondern erlaubt einfach nur weniger Kohlenhydrate als die meisten anderen Diätpläne, besonders die der fettarmen Diäten. Dr. Sears ist ein Forscher, der sein Programm für Spitzensportler entwickelt hat, die nach maximaler Leistung und Ausdauer streben. Einige Leute nehmen mit der Zonen-Diät ab, andere halten ihr Gewicht damit. Mittlerweile sind eine ganze Reihe von »Zonen-Clonen« erschienen, so etwa von Carol Simontacchi »Your Fat Is Not Your Fault«. Von Barry Sears liegen zwei Titel auf Deutsch vor, »Das Optimum: Die Sears Diät« und »Das Optimum Rezeptbuch«.

Dr. Bernstein's Diabetes Solution (»Dr. Bernsteins Lösung für Diabetes«): Hierbei handelt es sich um einen radikalen Ansatz – früher die Standardtherapie – zur Behandlung der Zuckerkrankheit. Sowohl dem juvenilen, als auch dem Altersdiabetiker wird empfohlen, für einen normalen Blutzuckerspiegel den Kohlenhydratverzehr streng zu beschränken. Dr. Bernstein ist ein Held der alternativen Medizin und sein Buch ist unbedingt lesenswert, auch wenn man nicht an Diabetes leidet. Wie Dr. Ron Rosedale, Autor der Bücher »The Rosedale Diet« und »Capturing the Fire of Life« beschreibt, sind wir alle

1.2 Die Theorien

mehr oder weniger Diabetiker, deshalb schadet es nicht, sich entsprechend zu ernähren (von beiden Autoren liegen keine deutschen Titel vor).

The GO-Diet: Jack Goldberg und Karen O'Mara präsentieren eine Variante der Protein Power Diät mit reichlich einfach ungesättigten Fettsäuren, Milchprodukten, die vorteilhafte Bakterienkulturen enthalten und vielen Ballaststoffen. Pro Tag ist ein Glas Alkohol erlaubt, die Kohlenhydratzufuhr ist ziemlich gering und an gesättigten Fetten darf nicht mehr als 40 g pro Tag verzehrt werden. Die GO-Diät wurde von einem Biochemiker und einem Spezialisten für Intensivmedizin entwickelt. Im Chicago Community Krankenhaus wurde es an einer kleinen Zahl von Patienten getestet, die im Schnitt 10 kg in 12 Wochen abnahmen. Die GO-Diät ist bislang nicht auf Deutsch erschienen.

Suzanne Somer's *Get Skinny on Fabulous Food* (»Mit fabelhaftem Essen dünn werden«). Frau Somer ist in den USA durch eine Fernsehserie (»Three's Company«) sowie durch Dauer-Werbesendungen für Fitneßgeräte wie »ThighMaster« und »AbRoller« bekannt geworden. Ihr Buch beginnt mit einer Einleitung von Dr. Diana Schwarzbein, welche die Low-Carb Elemente von Somers Diät lobt, aber zur zweiten Säule ihres Ansatzes kein Wort verliert: Trennkost. Dr. Schwarzbein selbst befürwortet eine streng kohlenhydratreduzierte Diät (und hat ein eigenes Buch zum Thema veröffentlicht), doch wenn man die Lebensmittel so kombiniert wie im Buch vorgeschlagen, können die Kohlenhydratmengen recht hoch liegen, z.B. bei »Nüssen mit Weintrauben« zum Frühstück – 23 g, bevor die Milch dazukommt.

Sie können aus einer größeren Anzahl von Lebensmitteln wählen, müssen allerdings auf Zucker, Stärke, Koffein und Alkohol verzichten. Früchte werden stets allein verzehrt, im festgelegten Abstand zu anderen Nahrungsmitteln. Wenn man Kohlenhydrate verzehrt, dann nur mit Gemüse, nicht aber mit Protein oder Fett.

Einige Leute fahren mit dieser Diät gut und nehmen ab, andere nehmen dagegen zu. Vermutlich entscheidet auch hier das Maß der Insulinresistenz über Erfolg und Mißerfolg. Wenn es bei Ihnen funktioniert, dann bleiben Sie dabei. Falls nicht, können sie jedenfalls die vielen guten Low-Carb Rezepte dieses Buches weiter nutzen.

Die Montignac Diät: Diese – etwas merkwürdige – französische Version der Low-Carb Diät liest sich sehr unterhaltsam und kann Ihnen den gewünschten Erfolg bringen. Michel Montignac ist ein medizinischer Laie, der seine Theorien dem Zufall verdankt. Es gibt gute und schlechte Kohlenhydrate, festgelegt in einer französischen Variante des Glykämie-Index (die Bier als den am schnellsten wirksamen Zuckerlieferanten an die Spitze der Liste setzt). Auch er empfiehlt eine Art Trennkost: Früchte sind erlaubt, doch nur wenn sie allein verzehrt werden. Brot ebenfalls, aber nur zum Frühstück, sowie ein Stückchen schwarze Schokolade und bis zu einem halben Liter Wein am Tag. Um körperliches Training brauchen Sie sich dagegen nicht zu kümmern. Wenn Sie so ziemlich alle anderen Low-Carb Diäten verworfen haben, dann könnte Montignac die Lösung sein (zur Montignac-Diät sind einige Titel auf Deutsch erschienen).

The Careful Carb Diet (»Vorsicht mit Kohlenhydraten«-Diät): Autorin Dana Carpender (Untertitel des Buches »Wie ich meine Low-Fat Diät aufgab und 40 Pfund abgenommen habe«), ist jene Dana, die an anderer Stelle im vorliegenden Buch von ihren Erfahrungen mit der Low-Carb Diät berichtet. Sie bietet eine interessante Variante der kohlenhydratarmen Ernährung an: Eine moderate, aber ausreichende Proteinzufuhr, relativ wenig Fett, sowie Kohlenhydrate, die den Blutzuckerspiegel nur wenig beeinflussen sollen. Das bedeutet, Sie dürfen immer noch reichlich Kohlenhydrate verzehren, wie etwa Eiscreme, Erdnuß M&Ms, Bohnen, zwei Stück Obst pro Tag, sowie ein Glas Wein. Klingt alles nicht übel, doch Dana selbst kommt damit nicht zurecht, dafür ist ihre Insulinresistenz zu ausgeprägt. Eine Reihe ihrer Leser berichten aber von guten Erfahrungen.

Deutschsprachige Autoren haben bislang nur wenige Low-Carb Titel veröffentlicht; noch immer wird in Deutschland, der Schweiz und Österreich

1.2 Die Theorien   13

eher Fettarmes serviert. Auf drei Varianten der Low-Carb Ernährung soll hier hingewiesen werden.

Leben ohne Brot, verfaßt vom Österreicher Dr. Wolfgang Lutz, erschien erstmals 1967 – lange vor Dr. Atkins. Mittlerweile liegt die 14. Auflage dieses Klassikers vor. Dabei hat Dr. Lutz sich stets auf eine ganze Reihe von Vorläufern berufen, etliche davon aus dem angelsächsischen Sprachraum. Die Hypothese, daß viele ernste Erkrankungen auf mangelnde genetische Anpassung an Getreide und Getreideprodukte zurückzuführen sind, wurde erstmals von ihm aufgestellt.

Dr. Lutz empfiehlt, die Kohlenhydrate deutlich zu reduzieren. Er spricht sich aber gegen eine tiefe Ketose zur Einleitung der Diät aus und empfiehlt von Beginn an die Beschränkung der Kohlenhydrate auf sechs Broteinheiten (BE), das sind 72 g (eine BE entspricht 12 g Kohlenhydraten). »Leben ohne Brot« beschreibt Dr. Lutz' eigene Erfahrungen mit der Low-Carb Ernährung und es präsentiert viele Erkenntnisse, die er in seiner Praxis als Arzt über Jahrzehnte gewonnen hat. Damit liefert es nicht nur eine Fülle praktischer Hinweise, sondern auch einen wichtigen Beitrag zur Theorie der kohlenhydratarmen Ernährung.

Dr. Nicolai Worm gilt als einer der profiliertesten deutschen Low-Carb Vertreter. Er verfaßte mit »Syndrom X oder Ein Mammut auf den Teller« die bislang umfassendste wissenschaftliche Dokumentation der Vorteile einer solchen Ernährung. Trotzdem wird keine strikte Steinzeitdiät empfohlen, sondern der Schwerpunkt liegt auf unverarbeiteten Lebensmitteln, woraus sich automatisch eine deutliche Reduzierung der Kohlenhydratzufuhr ergibt. Von Dr. Worm sind eine Reihe weiterer Bücher zum Thema erschienen, darunter »Täglich Fleisch« (über die Vorteile dieses vollwertigen Lebensmittels) und »Täglich Wein«. Zuletzt veröffentlichte er »Die Logi-Methode«, ein neues Diätbuch mit Rezepten. »Logi« steht dabei für »Low Glycemic Index« (niedriger Glykämie-Index, siehe unten); stärkearmes Obst und Gemüse dient als Basis der Ernährung, ergänzt durch Fleisch und Milchprodukte.

Bei der *Anabolen Diät* handelt sich um eine zyklische, ketogene Diät; 5-6 Tage strenger Kohlenhydratverzicht wechseln ab mit 1-2 »Auflade«-Tagen, an denen trotz eines hohen Fettanteils auch Kohlenhydrate verzehrt werden. Diese Variante eignet sich vor allem für Sportler, die durch regelmäßiges Training ihre Kohlenhydratspeicher leeren, um sie dann moderat wieder aufzufüllen. Am »Auflade«-Tag werden die Kohlenhydrate daher bevorzugt in die Muskeln gelenkt; bevor es zu einer Fettspeicherung kommen kann, werden sie schon wieder reduziert. Diese Low-Carb Variante hat also nichts mit verbotenen Medikamenten zu tun, sie wirkt durch die ernährungsbedingte Optimierung körpereigener Hormonspiegel aufbauend, also »anabol«.

Die Erfahrungen mit der »Anabolen Diät« fallen sehr gut aus; die meisten Anwender berichten von einem deutlich geringeren Körperfettanteil, ohne im Training an Kraft einzubüßen. Stark Übergewichtige profitieren ebenfalls: Durchschlagende Erfolge wie Gewichtsabnahmen von 20-30 kg und mehr innerhalb weniger Monate sind auch ohne Sport erzielt worden. Vielleicht wirkt es sich vorteilhaft aus, daß man jede Woche ein oder zwei Tage lang Mahlzeiten mit Kohlenhydraten zu sich nehmen darf; so läßt sich die Diät leichter durchhalten.

Zwei Titel sind zum Thema erschienen: »Die Anabole Diät« von Klaus Arndt und Stephan Korte beschreibt die Grundlagen dieser Ernährungsform; »Rezepte für die Anabole Diät« von Klaus Arndt liefert das »Feintuning« mit vielen Details wie z.B. das korrekte Verhältnis einzelner Fettsäuren zueinander, Einkaufsplanung und viele Low-Carb Rezepte. Beide Autoren sind übrigens keine Ärzte, aber dem Thema schon lange verbunden.

Wie die meisten Diätwilligen werden Sie vermutlich eine oder mehrere der hier vorgestellten Ansätze ausprobieren und am Ende Ihre eigene Low-Carb Variante gefunden haben – eine, bei der Sie sich wohlfühlen. Vergessen Sie nicht, das wir alle verschieden sind; auch im Bereich der Low-Carb Diäten kann kein Ansatz allen Menschen gerecht werden. Lassen Sie sich also von den Experten anleiten, aber suchen Sie Ihren eigenen Weg.

1.3 Das Puzzle aus einem anderen Blickwinkel

Den Glykämie-Index haben wir zuvor schon kurz erwähnt; es handelt sich um eine Messung des Blutzuckeranstiegs durch den Verzehr unterschiedlicher Lebensmittel. Die erste Untersuchung dieser Art wurde 1981 an der Universität von Toronto durchgeführt und erregte großes Aufsehen, obwohl nur 47 Lebensmittel geprüft wurden; als Vergleichswert diente gewöhnlicher Tafelzucker. Einige unerwartete Ergebnisse stellten sich ein: So jagten Kartoffeln den Blutzuckerspiegel in ähnliche Höhen wie der Zucker. Theoretisch zeichnet der Glykämie-Index ein genaues Bild davon, wie stark der Insulinspiegel nach dem Verzehr eines bestimmten Lebensmittels ansteigt.

Doch nicht alle Low-Carb Vertreter sind von dieser Theorie überzeugt; Dr. Richard Bernstein als Diabetesexperte hält die Ergebnisse für irrelevant und beachtet den Glykämie-Index nicht. Dr. Michael Eades weist darauf hin, daß damit wenig über die tatsächliche Insulinwirkung ausgesagt wird und gar nichts über den Glukagonspiegel – dem Glied in der Stoffwechsel-Kette, das festlegt, ob Fett verbrannt oder gespeichert wird (das Hormon Glukagon ist der »Gegenspieler« des Insulins). Wenn es sich bei den Versuchsteilnehmern in Toronto um Personen mit einer typischen Insulinresistenz gehandelt hätte, käme den Ergebnissen vermutlich eine größere Bedeutung zu. Doch es waren genau solche Leute, die am wenigsten damit zu schaffen haben – gesunde junge Männer. Zusätzlich muß bedacht werden, daß ein Lebensmittel so gut wie nie allein verzehrt wird; die Kombination verschiedener Lebensmittel in einer Mahlzeit kann ganz anders wirken.

Zu den Befürwortern des Glykämie-Indexes zählt Dr. Ann DeWees Allen. Sie arbeitet mit Spitzensportlern, darunter Olympia-Teilnehmern, Profi-Footballspielern und Bodybuildern. Dr. Allen lebt noch in der Low-Fat Welt und lehnt einige Lebensmittel kategorisch ab, obwohl sie auf dem Glykämie-Index ganz unten stehen – Kokosnußöl fällt bei ihr z.B. unter »schädliche gesättigte Fette« (dabei enthält es Laurinsäure, eine stark immunstimulierende Fettsäure). Dr. Allen verkauft neben künstlichen Süßstoffen auch ein Büchlein, in welchem sie – anders als in ihren früheren Publikationen – keine Indexwerte für die Lebensmittel mehr anführt, sondern nur »akzeptable« und »nicht akzeptable« Nahrungsmittel, je nachdem ob sie den Blutzuckerspiegel schnell oder langsam steigen lassen.

Das erlaubt einen anderen Blick auf Kohlenhydrate. Sie hätten sich nicht träumen lassen, was Sie demnach alles essen dürfen – von Nudeln über Süßkartoffeln bis hin zu den meisten Bohnensorten. Darüber hinaus sind Erzeugnisse aus Gerstenmehl, Frühstücksflocken und Vollkorn-Tortillas erlaubt, sogar »Fig Newtons« (US-Gebäckmarke mit einer Füllung aus Feigenmarmelade); merkwürdigerweise sind »Fig Newtons« ohne Marmeladenfüllung nicht erlaubt. Es kommt noch besser: »Old Fashioned Quaker Oats« (Instant-Haferbrei, populäres US-Frühstück) sind erlaubt, doch Hafermehl ist es nicht. Rüben sind erlaubt, dafür Wassermelonen verboten – na ja, darauf könnte ich angesichts dieser reichhaltigen Auswahl leichten Herzens verzichten! Leider kann ich nicht vergessen, daß sich andere Experten einig sind: Alle Formen der Kohlenhydrate werden bei der Verdauung in Einfachzucker zerlegt. Egal ob Sie 100 g langkettige (komplexe) Kohlenhydrate oder 100 g Traubenzucker zu sich nehmen – die Verstoffwechselung erfordert die gleiche Menge Insulin. Lassen Sie sich also nicht hinters Licht führen – Kohlenhydrate müssen gemieden werden.

Auch die »Glucose-Revolution« von Jennie Brand Miller, Thomas M.S. Wolever, Stephen Colagiuri und Kaye Foster-Powell vertritt einen ähnlichen Ansatz. Das Buch präsentiert Daten zum Glykämie-Index von 300 Lebensmitteln und Getränken. Dahinter steckt natürlich wieder die Annahme, ein starker Anstieg des Blutzuckerspiegels erfordere mehr Insulin. Die Autoren der »Glucose Revolution« haben kein Low-Carb Buch geschrieben. Im Gegenteil, sie sprechen sich für Low-Fat aus, empfehlen nach der Lebensmittelpyramide des US-Landwirtschaftministeriums Nahrungsmittel (darunter viele Früchte) mit einem geringen Glykämie-Index und erlauben den Verzehr von 200-330 g Kohlenhydraten pro Tag!

1.3 Das Puzzle aus einem anderen Blickwinkel

Auch diese Publikation fördert Überraschendes zutage: Joghurt – selbst gesüßter – hat stets einen sehr niedrigen Glykämie-Index, Band- und Fadennudeln stehen ebenfalls unten auf dem Index, sogar unter Proteinquellen wie Fisch. Die Low-Carb Diät wird in wenigen Sätzen abgetan, mit dem Argument, sie tauge nicht zur Gewichtsabnahme, da der Körper Fett nicht in Glukose umwandeln könne; statt dessen müsse er Muskelprotein dafür einsetzen (vermutlich gehen die Autoren davon aus, daß wir alle kein Protein verzehren). Nachdem sie uns dann sorgfältig erklärt haben, warum Kartoffeln auf der Skala des Glykämie-Indexes ganz oben stehen, höher noch als Tafelzucker, fahren sie fort und empfehlen Kartoffeln zum Abendessen, da sie viel Vitamin C und Kalium enthalten.

Die Listen in der »Glucose Revolution«, ebenso wie die anderer Bücher zum Glykämie-Index, können durchaus hilfreich sein. Ich würde Ihnen empfehlen, solche Lebensmittel daraus zu wählen, die unten auf dem Index stehen und wenig Kohlenhydrate enthalten. Selbstverständlich können Sie auch Nudeln mit einem niedrigen Index-Wert probieren, doch würde ich mir keine großen Erfolge bei der Gewichtsabnahme davon versprechen. Finden Sie selbst heraus, was wirkt, doch lassen Sie beim Essen nach Glykämie-Index Vorsicht walten, vor allem, wenn Sie unter einer Insulinresistenz leiden.

1997 wurde eine Untersuchung veröffentlicht, die in der Low-Carb Welt aufmerksam studiert wurde, da erstmals die direkte Insulinwirkung einiger Lebensmittel geprüft worden war (leider befand sich keine Schokolade darunter). Insulinwirkung und Glykämie-Index stimmten dabei nicht immer überein. Das verblüffendste Ergebnis: Nudeln stehen sogar noch tiefer auf dem Insulin-Index, als auf dem Glykämie-Index, noch weit unter Rindfleisch und Fisch. Erdnüsse weisen nur zwei Drittel der Insulinwirkung von Eiern auf und Hafermehl (auf Dr. Allens Liste nicht erlaubt) steht noch unter Käse und Rindfleisch. Pommes frites finden sich unter weißem Reis, Eiscreme steht neben Gebäck und Jelly-Beans (vergleichbar unseren Gummibärchen) lösen den schlimmsten Insulinanstieg aus. Rindfleisch und Fisch befanden sich auf einer Stufe mit Kartoffelchips, Linsen, Äpfeln, Orangen und ungeschältem Reis.

Was nutzen uns diese widersprüchlichen Informationen? Sollen wir abends den Fisch durch Kartoffelchips ersetzen? Wie bei vielen Fragen zur Low-Carb Diät muß auch hier die Antwort wieder lauten: Probieren geht über Studieren. Wenn Sie es wirklich versuchen möchten, so würde ich Ihnen raten, eines dieser Lebensmittel – Nudeln vielleicht – auf den Speiseplan zu setzen und zu beobachten, was passiert. Stellen sich die nach einem Kohlenhydratverzehr üblichen Symptome ein, wie großer Durst, Müdigkeit oder Konzentrationsschwäche? Wenn Sie es ganz genau wissen möchten, können Sie Ihr Blut auch mit einem Glukometer untersuchen, um zu bestimmen, wie weit die Nudeln Ihren Blutzuckerspiegel beeinflussen.

Sie müssen also selbst ausprobieren, was bei Ihnen wirkt. Andere Testparameter können noch besser Aufschluß geben: Nehmen Sie weiter ab? Wie steht es mit Ihrer Gesundheit? Lassen Sie zu Beginn der Low-Carb Ernährung in regelmäßigen Abständen Ihr Blut untersuchen; ein Vergleich der Werte für Triglyzeride, Cholesterin, Blutzucker usw. erlaubt die beste Beurteilung, ob Sie Ihren Diätplan auf kritische Lebensmittel ausweiten dürfen. Doch höchstwahrscheinlich werden auch Sie feststellen, daß Wunder selten sind...

1.4 Ist diese Ernährung für jeden geeignet?

Das Dilemma der Diätbücher liegt darin, daß ihre Autoren stets darauf bestehen, ihr Weg wäre der einzig richtige und sie allein hätten Antworten auf die großen Fragen der Menschheit. Natürlich können nicht alle Recht haben; man muß allerdings etwas Zeit investieren, um sich einen Überblick zu verschaffen. Theoretisch eignet sich die kohlenhydratarme Ernährung für alle, schließlich handelt es sich um die historisch belegte Ernährung der Menschheit aus jener Zeit, als unsere Vorfahren die Wälder verließen, um sich in die Savanne hinauszuwagen. Der Verzehr von Getreide nach Einführung des Ackerbaus brachte die erste große Änderung im Ernährungsverhalten; ein Produkt der industriellen Revolution sollte sich als die zweite herausstellen – Zucker. Je stärker Ihr Verlangen nach Süßigkeiten, desto mehr profitieren Sie von der Low-Carb Ernährung (es sei denn, Ihr süßer Zahn verursacht keine Gewichts- oder Gesundheitsprobleme).

Low-Carb ist aber definitiv nichts für Menschen, bei denen eine Nierenschädigung vorliegt. Daher ist es so wichtig, vor Aufnahme einer kohlenhydratarmen Diät Ihren Arzt aufzusuchen und eine Blutuntersuchung vornehmen zu lassen. Nach dem Nierenspezialisten Dr. Louis Buzzeo verläuft eine Schädigung der Niere, ebenso wie eine der Leber, weitgehend unbemerkt. So können bis zu 90 % der Nierenfunktion verloren gehen, ohne daß die Erkrankung bemerkt wird; der Verfall des Organs ist dann nicht mehr aufzuhalten. Doch schon ein Standard-Bluttest fördert etwaige Probleme mit den Nieren zutage. Ergibt der Bluttest keine Auffälligkeiten, so sind Ihre Nieren in Ordnung. Falls nicht, nehmen Sie besser Abstand von der Low-Carb Ernährung (Dana Carpender berichtet in ihrem Buch allerdings von der sehr erfolgreichen Low-Carb Diät eines Nierenpatienten; siehe im Literaturverzeichnis).

Auch als Vegetarier werden Sie nicht viel Freude an dieser Ernährungsform haben; siehe dazu im 4. Kapitel dieses Buches. Es gibt zwar erfolgreiche Low-Carber, die Vegetarier sind, doch das erfordert ziemliche Anstrengungen, besonders als Veganer (die nicht nur auf Fleisch, sondern auch auf Eier und Milchprodukte verzichten).

Dr. Leo Galland ist der Ansicht, das Menschen mit einer »birnenförmigen« Figur am besten mit einer kohlenhydratreichen Ernährung zurechtkommen, während »apfelförmige« mit Low-Carb besser fahren, besonders jene mit niedrigem LDL-Cholesterin. Wenn Sie sich nach dem Verzehr eines Steaks gestärkt fühlen und ein Nudelgericht Sie müde macht, dann ist Low-

Carb das Richtige für Sie. Die Kohlenhydratbeschränkung führt bei manchen Leuten aber auch zu einem Energieabfall; es stellen sich Mattigkeit und Konzentrationsprobleme ein. Falls dieser Zustand länger als drei Wochen anhält, obwohl Sie sich streng kohlenhydratarm ernähren, dann zählen Sie womöglich zu den Menschen, die einfach mehr Kohlenhydrate brauchen. Erlauben Sie sich also etwas mehr davon und prüfen Sie die Wirkung. Wenn Sie sich aber gar nicht wohl fühlen mit dieser Ernährung, dann verfolgen Sie die Diät nicht weiter. Ihr Körper sendet Ihnen eine Botschaft, die Sie nicht überhören sollten.

Wenn Sie abnehmen möchten, aber nichts passiert – wiederum sollten Sie sicherstellen, die Diät richtig anzuwenden – dann empfiehlt es sich, zu einer anderen Low-Carb Diät zu wechseln. Bringt das auch nichts, dann schwenken Sie um und versuchen etwas Traditionelles, etwa eine Kalorienbeschränkung.

Falls sich Ihre Cholesterinwerte nach einigen Monaten mit der Low-Carb Diät erhöhen – was selten vorkommt – müssen Sie das Verhältnis der Fette in Ihrer Ernährung ändern. Gute Empfehlungen dafür geben die modifizierte anabole Diät (in »Rezepte für die Anabole Diät«) bzw. die Steinzeit-Ernährung (in »Syndrom X oder Ein Mammut auf den Teller«).

Steht bei Ihnen eine Operation an, sind Sie schwanger oder stillen Sie ein Baby, dann sollten Sie mindestens 100 g Kohlenhydrate pro Tag zuführen. Falls keine Gewichts- oder Gesundheitsprobleme vorliegen, darf es auch mehr sein; vergessen Sie aber nicht: Einige Stück Obst pro Tag liefern Vital- und Ballaststoffe; Süßigkeiten dagegen nur leere Kalorien. Natürlich sollten Sie Ihren Arzt einweihen und seinen Rat bezüglich Ihrer Diät erbitten.

1.5 Was dürfen Sie essen?

Nachdem uns allen so lange Low-Fat verordnet worden ist, fällt es den meisten Leuten schwer, die Lebensmittel in neuem Licht zu sehen. Es macht

Jeannie (50)

Jeannie war immer gesund gewesen. Als eine Vortragsreise durch das Land anstand, beschloß sie, sich in Form zu bringen. In den zwei Monaten bis zum Beginn der Reise wollte sie 10 kg abnehmen. Nachdem sie durch einen gemeinsamen Freund die Bekanntschaft von Dr. Michael und Dr. Mary Dan Eades gemacht hatte, fiel ihre Wahl auf die Low-Carb Diät.

Die Pfunde schmolzen dahin und Jeannie hielt ihr Gewicht danach stabil, letzteres verdankt sie einer umsichtigen Low-Carb Strategie: Sie steigt einmal pro Woche auf die Waage und immer, wenn sie die Dusche verläßt, wirft sie einen kritischen Blick in den Spiegel, um die Taille zu prüfen. So haben die Fettzellen keine Chance auf neues Wachstum.

Jeannies Geheimnis liegt in der Kontrolle der Portionsgrößen. Statt die Mahlzeiten in großen Schüsseln zu servieren, richtet sie die Portionen gleich auf dem Teller an. Dabei legt sie großen Wert darauf, das Essen so appetitlich wie möglich erscheinen zu lassen. Sie verzehrt immer zuerst einen Salat, bevor sie zum Hauptgang übergeht. Wenn sie einmal der Hunger beim Kochen überfällt, dann ißt sie lieber einige Oliven, statt die gewohnten Portionen zu vergrößern. Jeannie hat gelernt, daß man tatsächlich mit einer Mandel als Zwischenmahlzeit auskommen kann – zur Not geht man noch einmal in die Küche und nimmt sich eine zweite. Es geht einfach darum, bewußt zu essen, statt gedankenlos die ganze Dose zu leeren.

Zwischenmahlzeiten sind ein Problem, weil Jeannie zu Hause arbeitet; da ist die Küche natürlich eine Versuchung. Die Zeit zwischen Mittag- und Abendessen wurde ihr nicht selten lang, so beschloß sie, einen Nachmittags-Snack mit etwas Protein einzuführen. Sie schneidet ein vom Vorabend übrig gebliebenes Stück Fleisch in dünne Scheiben, bestreicht diese mit einem guten Senf und legt eine Essiggurke dazu. Das ergibt eine ansprechende Mini-Mahlzeit, die sie in aller Ruhe genießt.

Wenn sie tagsüber Hunger verspürt, dann greift sie nach der kleinen Wasserflasche, die sie stets bei sich führt. Einige Schluck Wasser helfen fast immer darüber hinweg. Falls nicht, verzehrt sie einige gefüllte Oliven oder Mandeln, die sie mit Knoblauch oder Cayennepfeffer selbst geröstet hat.

Jeannie legt großen Wert darauf, keine Süßigkeiten im Haus zu haben. Wenn sie der Versuchung wirklich nicht länger widerstehen kann, ißt sie lieber ein – nicht zu süßes – Dessert nach dem Mittagessen. Dabei zieht sie einen kleinen, selbst zubereiteten Fruchtsalat mit Sahne oder Quark einem Instant-Pudding vor.

Brot ist eine besondere Versuchung. Eine sehr dünn geschnittene Scheibe Weißbrot kann auch dieses Verlangen befriedigen.

Zum Frühstück bereitet sie sich oft einen Milchshake mit Früchten zu: Sie gibt einige Erdbeeren, etwas ungesüßten Joghurt oder Quark und einige Eßlöffel kohlenhydratarmes Proteinpulver mit ein oder zwei Eiswürfeln in den Mixer. Oder sie entscheidet sich für eine Art Müsli mit Quark oder Joghurt, Nüssen und einigen Apfelstücken.

Jeannie hat sich auch daran gewöhnt, einen Hamburger ohne Brötchen zu essen (alle Burger-Restaurants händigen auf Nachfrage Plastikmesser und -gabel aus). Obwohl sie viel rotes Fleisch verzehrt, sind ihre Cholesterinwerte perfekt. Seit sie die Pfunde verloren hat, könnte sie sich ab und an etwas mehr Kohlenhydrate gönnen, doch sie bleibt vorsichtig: Sobald sich ihr Gewicht erhöht, kehrt sie zurück zur strikten Kohlenhydratbeschränkung.

1.5 Was dürfen Sie essen?

keinen Sinn mehr, Fett zu meiden oder Kalorien zu zählen. Statt dessen müssen nun die Grundbedingungen des Stoffwechsels beachtet werden. Das kann sich zunächst als schwieriger herausstellen, als es auf den ersten Blick scheint, da jede Low-Carb Diät die Sache aus einem etwas anderen Blickwinkel betrachtet. Viele, die sich kohlenhydratarm ernähren, haben einige, manche gar alle diese Diäten ausprobiert. Auch Ihnen wird es gelingen, sich für eine Diät zu entscheiden oder sie Ihren Bedürfnissen anzupassen.

Nachfolgend möchte ich Ihnen einen einfachen Diätplan vorstellen, der Ihre Low-Carb Diät einleiten kann. Wenn Sie sich zu Anfang etwas müde fühlen, bereiten Sie sich eine Tasse Brühe zu: Manchmal braucht der Körper in der Umstellungsphase etwas mehr Kalium, was darin enthalten ist.

1.5.1 Die einfache Low-Carb Diät

1. Trinken Sie acht bis 12 Gläser Wasser pro Tag, besser noch mehr. Sie werden viel besser abnehmen und die Ausscheidung der Toxine, die beim Abbau des Körperfetts freigesetzt werden, funktioniert ebenfalls besser. Beginnen Sie mit zwei Gläsern Wasser vor dem Frühstück; so fängt der Tag gleich richtig an.

2. Jede Mahlzeit sollte ausreichend Protein enthalten. Am Tag müssen Sie mindestens 1g Protein pro Kilogramm Körpergewicht zu sich nehmen; also 60g, wenn Sie 60kg schwer sind, 120g, wenn Sie 120kg wiegen. Wenn Sie Gewicht verlieren möchten, schränken Sie die Kohlenhydratzufuhr ein – gegen Null, falls Sie sich für die Atkins-Diät entschieden haben und in die Ketose gelangen möchten bzw. auf 20-30g pro Tag, wenn die Gewichtsabnahme etwas langsamer verlaufen soll. Sorgen Sie sich nicht um das Fett, das Sie verzehren.

3. Wählen Sie unverarbeitete Lebensmittel; Bio-Kost, wenn möglich. Sie sollten viel Gemüse verzehren, roh oder gekocht liefert es reichlich Ballaststoffe. Ein Blick in eine Nährwerttabelle verrät den Gehalt an Koh-

Zucker: Nein, Danke!

Zucker kommt in vielen verführerischen Formen daher: Brot, Nudeln, Süßigkeiten oder Kartoffeln. Bevor Sie der Versuchung erliegen, erinnern Sie sich an folgende Nebenwirkungen des Zuckers, die ein wenig über die Insulinwirkung hinausgehen:

· Der Stoffwechsel von Krebszellen beruht auf Zucker, sie verbrauchen große Mengen davon.

· Zucker schwächt das Immunsystem

· Zucker, besonders die Fruktose, wirkt im Körper wie ein freies Radikal und löst Zellschäden aus, eine der Hauptursachen für Falten und andere Alterserscheinungen.

Wenn Sie also alt, fett und krank aussehen möchten – guten Appetit!

---

lenhydraten (als Faustregel: Wurzelgemüse führt die Liste an, Blatt- und Strunkgemüse enthalten weniger davon).

4. Meiden Sie »weiße« Nahrungsmittel: Mehl, Zucker, Popcorn, Reis, Nudeln und Kartoffeln. Auch Milch enthält Kohlenhydrate und sollte sparsam verwendet werden. Blumenkohl, Spargel und weißer Rettich bilden die Ausnahme von der Regel und sind ausdrücklich zu empfehlen.

5. Falls Sie auf Obst nicht verzichten wollen, dann essen Sie es am besten zum Frühstück. Auch dann sollten Sie solche Sorten wählen, die sehr wenig Kohlenhydrate enthalten; ein saurer Apfel wäre demnach einer Orange vorzuziehen. Bei süßeren Früchten müssen Sie sich sehr beschränken – nicht mehr als eine halbe Banane!

6. Halten Sie stets einen Vorrat an Low-Carb Lebensmitteln bereit: Thunfisch, Hering und Sardinen in Dosen, ebenso wie Hart- und Weichkäse,

Frans einfache Low-Carb Mahlzeiten

Im Verlauf dieses Buches kommen noch andere erfolgreiche Low-Carber zu Wort; jeder von ihnen hat eine Lösung für das Mahlzeitenproblem gefunden. So sieht meine Low-Carb Ernährung wochentags aus, wenn ich nichts Besonderes koche (oder einfach keine Zeit dafür habe).

Morgen
· Obst mit wenig Kohlenhydraten, mit Joghurt oder Quark
· Proteinshake mit einer halben Banane
· Eier mit Speck auf einer dünnen (!) Scheibe Toast
· Geräucherter Lachs auf einer dünnen Scheibe Toast

Mittag
· Eiersalat mit Gemüse oder mit Kirschtomaten und Gurkenscheiben
· Thunfischsalat mit Spinat oder mit Paprika und Frischkäse

Abend
· Suppe und Salat
· Protein (Fisch, Geflügel oder Fleisch) mit Gemüse und Salat

Nüsse und Gemüse, hartgekochte Eier. Letztere sind auch für die Verpflegung unterwegs zu empfehlen; zusammen mit einer Karotte oder einem Stück Käse ergeben sie eine schmackhafte Mahlzeit. Wer es noch einfacher mag, hat Para- oder Walnüsse dabei.

7. Achten Sie auf die guten Fette. Dazu zählen kaltgepreßtes Olivenöl, Nußöle, Sesamöl, sowie Avocados und die Fette aus Nüssen. Schlechte Fette

sind verarbeitete Öle, gehärtete Fette (»pflanzliches Fett, z.T. gehärtet«) und Margarine. Wenn Sie abnehmen möchten, sollten Sie es mit dem Fettverzehr nicht übertreiben; Rahm-Camembert, Frischkäse in Vollfettstufe und Butter sollten Sie sich besser nur in kleinen Mengen gönnen.

8. Wiegen Sie sich nicht mehr als einmal pro Woche; einmal im Monat wäre noch besser. Beim Abnehmen verliert man nicht immer stetig an Gewicht; manchmal passiert tagelang nichts, dann geht es schubweise. Sie machen sich nur verrückt, wenn sie die täglichen Schwankungen des Gewichts protokollieren.

9. Essen Sie früh zu abend und nicht zu üppig, so verlieren Sie schneller an Gewicht. Zu empfehlen wäre eine Proteinquelle wie Fleisch oder Fisch mit Salat oder Gemüse, sowie ein Spaziergang nach dem Essen.

10. Wenn Sie einmal über die Stränge schlagen, dann genießen Sie Ihr Essen, doch kehren Sie mit der nächsten Mahlzeit zur kohlenhydratreduzierten Ernährung zurück. Verschenken Sie nicht einen ganzen Tag; dann stehen die Chancen gut, daß der Ausrutscher keine Folgen hat.

Sie werden überrascht sein, wie schnell man sich an das Low-Carb Programm gewöhnt. Sie fühlen sich fit, Sie sehen gut aus, Sie nehmen ab und Sie tun Ihrer Gesundheit etwas Gutes.

Was für eine großartige Diät! Warum leben nicht alle Leute Low-Carb, werden schlanker und gesünder? Ehrlich gesagt, obwohl diese Diät so unkompliziert ist, kann sie doch ziemlich langweilig werden. Sie müssen natürlich auf einige Lebensmittel verzichten, jedenfalls auf ordentliche Portionen davon. Jene Menschen, die sich bislang überwiegend von Zucker und Stärke ernährt haben, haben erfahrungsgemäß die größten Probleme damit. Ich kann mich da nicht ausnehmen: Gerade weil meine Arbeit sich um das Thema »Essen« dreht, werde ich nicht nur dauernd eingeladen, ich muß auch beruflich viel verreisen (diesen Monat steht noch eine Reise nach Italien an, genauer gesagt, in das Piemont, wo ich von Risotto und Pasta umgeben bin). Ich werde also ununterbrochen versucht – und erliege der

1.5.1 Die einfache Low-Carb Diät 27

Versuchung immer wieder. Das ist weder gut für meine Gesundheit, noch für mein Gewicht; ich verbringe die Hälfte des Jahres damit, die Pfunde wieder abzunehmen, die ich auf diesen Reisen zugelegt habe. Mich grüßt also täglich das Murmeltier, wenn Sie so wollen. Doch in letzter Zeit gelingt es mir immer besser, den verteufelten Kohlenhydraten zu entgehen. Eines Tages wird diese Auseinandersetzung zu meinen Gunsten entschieden werden, da bin ich sicher. Trotzdem habe ich vollstes Verständnis für alle Leser, die ihrem Gegenüber die Pommes frites vom Teller fischen.

Wenn ich mich einige Wochen streng kohlenhydratarm ernährt habe, ist erfahrungsgemäß die Versuchung auszubrechen ziemlich groß. Aus dieser Situation kocht man sich am besten heraus: Bereiten Sie tolle Low-Carb Mahlzeiten selbst zu; die Freude an einem solchen Essen ist der beste Schutz dagegen.

1.6 Worum Sie sich nicht sorgen müssen...

Ein Reihe von unwahren Geschichten über die kohlenhydratarme Ernährung werden immer noch verbreitet, woran das Low-Fat Establishment nicht ganz unschuldig ist. Sie hören diesen Blödsinn von Freunden, lesen darüber in der Zeitung oder noch schlimmer, Ihr Arzt tischt Ihnen ein solches Ammenmärchen auf. Lassen Sie sich nicht verunsichern; nachfolgend habe ich einige der bekannteren Geschichten aufgeführt und was davon zu halten ist.

1.6.1 Eier

Die große Eier-Hysterie ist endlich vorbei. Das verdanken wir einer umfangreichen Untersuchung der Universität von Arizona, die 224 Studien mit mehr als 8.000 Teilnehmern neu bewertete. Dabei wurde festgestellt, daß Eier hinsichtlich des Cholesterinspiegels unbedenklich sind. Keine Überraschung für alle, die sich mit alternativer Medizin beschäftigen und natürlich

28   *Living Low-Carb – Leben ohne Kohlenhydrate*

Studenten der Biochemie, die seit Jahrzehnten wissen, daß das meiste Cholesterin im Körper hergestellt wird. Das geschieht übrigens nicht als Reaktion auf eine cholesterinreiche Mahlzeit, sondern durch den exzessiven Verzehr von Kohlenhydraten.

Dr. Ancel Keys, der Vater der Mittelmeer-Diät, sagte in der Zeitschrift »Eating Well« (Ausgabe vom März/April 1997): »Es gibt absolut keine Verbindung zwischen Cholesterin im Essen und Cholesterin im Blut. Keine. Und das haben wir schon immer gewußt...«

Eier senken sogar den Cholesterinspiegel. Eine Studie der Amerikanischen Krebsgesellschaft ergab, daß Menschen, die regelmäßig Eier essen, weniger Herzinfarkte und Schlaganfälle bekommen, als jene, die auf Eier verzichten.

Was hat die Angst vor Eiern eigentlich ausgelöst? Alles geht auf eine einzige Studie zurück: Das US-Institut für Getreide, eine Lobbyorganisation der Agrarindustrie, führte 1940 eine Untersuchung zu Eiern und Cholesterin durch. Die Ergebnisse waren korrekt, nicht aber das untersuchte Material: Die Studie wurde mit Trockenei, d.h. getrocknetem Eigelb durchgeführt und das enthält ausgesprochen schädliches, oxidiertes Cholesterin.

Eier sind ein supernahrhaftes Produkt zu einem denkbar günstigen Preis. Bio-Eier sind ein erschwinglicher Luxus und Omega-3 Eier sind ebenfalls sehr zu empfehlen; die Hühner wurden mit Zusätzen von Algen oder Leinsamen ernährt, um den Gehalt an Omega-3 Fettsäuren im Eidotter zu erhöhen. Eier enthalten obendrein die wichtigen schwefelhaltigen Aminosäuren Methionin und Cystein.

1.6.2 Fett, Fleisch und Milchprodukte

Wir waren in den letzten Jahrzehnten davon besessen, Fett zu meiden; als Folge dieser Hysterie sind tierische Produkte regelrecht verteufelt worden. Wenn wir ein Steak oder einen Camembert verzehren, können wir uns des

Gefühls kaum erwehren, etwas Falsches zu tun. Vermutlich geht es Ihnen ähnlich, aber das ist ja auch kein Wunder, da man offensichtlich gegen die Empfehlungen der Ärzte und Ernährungsexperten handelt. Die lassen keine Gelegenheit aus, uns vorzuschreiben, was wir essen sollen und was nicht.

Die Anklage des Ernährungs-Establishments lautet wie folgt: a) Fett macht uns dick, b) es wird mit der Entstehung von Krebs in Verbindung gebracht und c) es kann zu Herzkrankheiten führen. Doch zunehmend mehr Beweise entlasten den Angeklagten: Fett, ja sogar gesättigte Fette verlieren ihr schlechtes Image. Aktuelle Untersuchungen zum Thema weisen in eine andere Richtung: Die Schuld für die Anklagepunkte a, b und c ist dem exzessiven Verzehr von Kohlenhydraten zuzuschreiben.

Brustkrebs wurde immer wieder mit einem hohen Fettverzehr in Verbindung gebracht. Doch die »Harvard Nurse Study« (eine große Langzeituntersuchung in den USA) zeichnet ein anderes Bild: Gerade bei den Frauen, die am wenigsten Fett verzehrten (nur 15 % der Gesamternährung, das ist beinahe so wenig, wie der Low-Fat Guru Dean Ornish empfiehlt) trat der Brustkrebs am häufigsten auf. Eine andere große Studie mit 90.000 Frauen, veröffentlicht im britischen Wissenschafts-Magazin »Lancet«, ergab ebenfalls keine Verbindung zwischen Fettverzehr und Brustkrebs, sondern daß eine hohe Kohlenhydratzufuhr das Brustkrebs-Risiko um 39 % erhöhte. Es wurde aber auch festgestellt, daß Frauen, die durchgebratenes Fleisch bevorzugten, eine fünfmal höhere Brustkrebsrate aufwiesen als jene, die ihr Fleisch roher verzehrten.

Eine mögliche Erklärung dafür liegt in der Tatsache, daß Krebszellen sich von Zucker (Glukose) ernähren. Womöglich erkranken deshalb auch Vegetarier häufiger an Krebs als Leute, die nicht auf Fleisch verzichten.

Auch hinsichtlich der Herz-Kreislaufkrankheiten kann Entwarnung gegeben werden: Nach einer Untersuchung, die an japanischen Männern durchgeführt worden ist, schützt Fett vor dem Schlaganfall; je mehr Fett verzehrt wird, desto geringer das Risiko. Die »Harvard Nurse Study« konnte

30   *Living Low-Carb – Leben ohne Kohlenhydrate*

keine Verbindung von Fettverzehr und Herzerkrankungen finden. Allerdings wurde festgestellt, daß die Gefährdung für das Herz umso höher ausfiel, je mehr Trans-Fette verzehrt wurden (die in Margarine und Gebäck, in fritierten und vielen verarbeiteten Nahrungsmitteln vorkommen). Trans-Fette sind also wirklich schädlich für die Gesundheit, doch wenn Sie sich an unverarbeitete Lebensmittel halten, haben Sie nichts zu befürchten.

Zu wenig Fett in der Ernährung kann ernste Folgen haben: Fettarme Diäten liefern regelmäßig zu wenig natürliches Vitamin E. Dieses Vitamin ist fettlöslich, deshalb können die Speicher im Körper nur wieder aufgefüllt werden, wenn die Nahrung genug Fett enthält. Fette aus der Nahrung sorgen auch dafür, daß Haar und Augen glänzen, die Haut geschmeidig bleibt sowie das Hormon- und das Immunsystem ordnungsgemäß funktionieren.

Einige besonders schmackhafte Lebensmittel wie Käse, Butter, Sahne, Quark und Fleisch enthalten konjugierte Linolsäure – einen Superstar unter den Nährstoffen. Konjugierte Linolsäure zerstört nicht nur Krebszellen, sie unterstützt auch den Abbau von Körperfett und den Aufbau von Muskelmasse. Sie hemmt das Wachstum von Hautkrebs ebenso, wie Brust-, Darm- und Lungenkrebs. Selbst ein 30 %iger Abbau von Fettablagerungen in den Arterien durch konjugierte Linolsäure wurde nachgewiesen. Milchfett ist nicht nur die beste Quelle für diesen Nährstoff, sondern liefert auch weitere krebshemmende Substanzen wie Beta-Carotin. Manche Wissenschaftler allerdings beurteilen Milchprodukte in der Ernährung kritisch, da es Menschen gibt, die diese nicht richtig verdauen können.

Butter muß ebenfalls mit anderen Augen gesehen werden: Sie enthält reichlich Vitamin A, D und E, eine Reihe von Spurenelementen, sowie die immunstimulierende Laurinsäure. Diese findet sich in keinem anderen tierischen Lebensmittel, außer in der Muttermilch. Laurinsäure ist übrigens die einzige gesättigte Fettsäure, die der Körper nicht selbst herstellen kann; er ist auf die Zufuhr von außen angewiesen. Das Lecithin in der Butter wird im Stoffwechsel des Cholesterins und anderer Fette gebraucht. Butter enthält

1.6.2 Fett, Fleisch und Milchprodukte   31

kurz- und mittelkettige Fettsäuren, die im Gegensatz zu den langkettigen Fettsäuren eher verbrannt werden, statt in die Depots zu wandern. Überdies senken die kurz- und mittelkettigen Fettsäuren den Cholesterinspiegel im Blut und sie verhindern Cholesterinablagerungen in den Blutgefäßen.

Fleisch ist der beste Lieferant von Vitamin B-12, ohne diese Substanz würden wir an Blutarmut sterben. Gleichzeitig enthält es schwefelhaltige Aminosäuren, die unter anderem als Baumaterial für wichtige körpereigene Antioxidantien dienen.

Fleisch und Milch sind allerdings nicht unumstritten. Dr. Ron Rosedale vom Colorado Center für Stoffwechselmedizin bleibt skeptisch: Im menschlichen Körper werden hauptsächlich gesättigte Fettsäuren gespeichert. Werden über die Nahrung viele gesättigte Fettsäuren zugeführt, dann werden diese auch zuerst für die Energiegewinnung genutzt; die Körperfettdepots müssen dafür kaum angegriffen werden. Überdies gibt es Hinweise darauf, daß gesättigte Fette die Zellmembranen beeinträchtigen, indem sie deren Insulinempfindlichkeit vermindern. Eine gesteigerte Insulinresistenz wäre das Letzte, was wir wollen; abgesehen vom gesundheitlichen Aspekt würde das Abnehmen dadurch erschwert. Einige gesättigte Fette scheinen die Leber zu veranlassen, mehr (gefährliches) LDL-Cholesterin zu bilden, doch das geschieht nur bei wenigen Menschen und der Effekt fällt nicht besonders stark aus.

Bei den Omega-3 Fettsäuren ist sich die Wissenschaft einig. Ein Mangel an diesen lebenswichtigen Fetten führt zu Herz-Kreislauferkrankungen, so Dr. Edward N. Siguel, Autor von »Essential Fatty Acids in Health and Disease« (etwa »Essentielle Fettsäuren bei Gesunden und Kranken«; nicht auf Deutsch erschienen). Die Omega-6 Fettsäuren (die in Distel-, Sonnenblumen- und Maiskeimöl vorkommen) sind ebenfalls lebenswichtig, doch sollten Sie ihren Verzehr stark einschränken und den Omega-3 Fettsäuren den Vorzug geben. Nicht nur daß Krebszellen Omega-6 Fettsäuren geradezu lieben, zu viel davon schmälert auch die Wirkung der Omega-3 Fettsäuren.

Führen Sie ausreichend Omega-3 Fettsäuren zu!

Omega-3 Fettsäuren senken das Risiko, an Krebs zu erkranken, ebenso wie die Gefahr von Herzkrankheiten, chronischen Entzündungen und Depressionen. Sie halten das Blut dünnflüssig, regulieren den Blutzucker und steigern die Abwehrkräfte. Sie verhalten sich wie natürliche Kalzium-Antagonisten und verhindern Herzrhythmusstörungen; überdies fördern sie die Verbrennung von Körperfett – dabei werden sie so schnell abgebaut, daß sie selbst nicht in den Fettdepots landen. Deshalb werden bei einer Diät mehr Omega-3 Fettsäuren verbraucht, als üblich.

Omega-3 Fettsäuren finden sich in nennenswerter Menge in fettem Seefisch, der kalte Regionen bevorzugt. Dazu zählen Sardinen und Sprotten (auch Sardellen oder Anchovis genannt), Makrele, Hering und Lachs; Thunfisch enthält schon deutlich weniger. Dabei muß es nicht immer frischer Fisch sein; Dosenware ist ebenfalls akzeptabel. Sardinen und Sprotten sind darüber hinaus gute Lieferanten für RNS und DNS (Ribo- und Desoxyribonukleinsäure, beides Träger der Erbsubstanz in den Zellen), die jetzt in der Anti-Aging Medizin eine Renaissance erleben. Zusätzlich enthalten Sie DMAE (Dimethyl-Aminoethanol), eine Vorstufe zur Bildung des Neurotransmitters Acetylcholin, der Aufmerksamkeit und Konzentrationsvermögen steigert. So gesehen sind diese kleinen Fische echte Gehirnnahrung.

Wer Fisch nicht ausstehen kann, wird zu Fischöl-Kapseln greifen, die allerdings schnell ranzig werden; der Verzehr ist dann alles andere als gesund. Also sollten Sie Fischölkapseln in kleiner Menge kaufen, kühl und dunkel (im Kühlschrank) lagern und schnell aufbrauchen. Von Zeit zu Zeit kann man eine Kapsel zerbeißen, um zu prüfen, ob es noch »fischig« oder schon bitter schmeckt. Bitter bedeutet ranzig;

in diesem Fall sollten Sie die Packung nicht aufbrauchen, sondern wegwerfen. Da das Körperfett der Fische – wie bei allen Tieren – auch Schadstoffe anreichert, sollten Fischöl-Kapseln von einem renommierten Hersteller gewählt werden, der einwandfreie Qualität garantieren kann; die Apotheken halten eine reiche Auswahl bereit.

Eine der besten pflanzlichen Quellen für Omega-3 Fettsäuren ist Leinöl. Dr. Johanna Budwig, legendäre deutsche Krebsärztin und Expertin für die Chemie der Fette hat die Begeisterung für dieses alte Lebensmittel weltweit angeheizt. Sie hat zuerst auf die gesundheitlichen Vorteile des Leinöls hingewiesen: krebshemmende Wirkung, gesteigerte Stoffwechselrate, gestärkte Immunabwehr, Senkung des Cholesterinspiegels und des Blutdrucks. Darüber hinaus erhöht Leinöl die Insulinempfindlichkeit der Zellen, damit wird es besonders den Muskelzellen erleichtert, Zucker aufzunehmen. So schreibt Dr. G. Williams, Herausgeber des US-Newsletters »Alternatives«, drei Eßlöffel Leinöl pro Tag allein würden schon ausreichen, um eine Gewichtsabnahme einzuleiten.

Dr. Budwig weist darauf hin, daß Leinöl am besten wirkt, wenn es an Proteine gebunden ist, damit wird es wasserlöslich und kann besser vom Körper aufgenommen werden. In ihren Rezepten benutzt sie Quark dafür. Überdies stabilisieren die gesättigten Fette im Quark das hochungesättigte Leinöl und vermindern so die Oxidationsgefahr. Dafür werden zwei Eßlöffel Leinöl in ein halbes Päckchen Quark eingerührt; entweder verzehrt man es genauso, mit einigen Apfelstückchen, oder man mixt es im Milchshake mit einem kohlenhydratarmen Proteinpulver. Manche behaupten, Leinöl, pur genossen, schmecke ähnlich wie Maschinenöl. Doch in Kombination mit Quark wird es genießbar. Probieren Sie es aus!

Leinöl mit seinem hohen Gehalt an Omega-3 Fettsäuren ist ebenfalls sehr unstabil und muß, wie Fischölkapseln auch, dunkel und kühl aufbewahrt werden. Kaufen Sie am besten die kleinen 100 g-Dosen aus dem Reformhaus, auch wenn das etwas teurer ist. Jeder Kontakt mit Luft beim Öffnen verstärkt die Oxidation, je schneller also eine Dose aufgebraucht ist, desto besser.

Eine neue Alternative sind Kapseln mit Perilla-Öl; das ist in Japan schon länger bekannt. Es enthält noch etwas mehr Omega-3 Fettsäuren als Leinöl und hemmt obendrein die Funktion zweier Blutgerinnungsfaktoren, die zu Herzinfarkt und Schlaganfall führen können. In Deutschland ist Perilla-Öl z.b. von der Firma Schwabe unter dem Namen »Tuim« rezeptfrei über die Apotheken zu beziehen. Perilla-Kapseln sollten ebenfalls kühl und dunkel aufbewahrt werden.

Eine weitere pflanzliche Quelle für Omega-3 Fettsäuren wäre Portulak, auch Bürzelkraut genannt. Es war im Mittelalter in Europa weit verbreitet, heute ist es selten geworden, wird noch vereinzelt auf Wochenmärkten angeboten. Andere grüne Blattgemüse (Spinat, Wirsing, Kohl, Blattsalate) enthalten – neben viel Kalzium – auch Spuren von Omega-3 Fettsäuren.

Im Fleisch unserer Nutztiere sind Omega-3 Fettsäuren nur noch in sehr kleiner Menge enthalten; dafür liefert es zu viele gesättigte Fette und ein Übermaß der problematischen Omega-6 Fettsäuren. Büffelfleisch wäre zu empfehlen, es hat eine kleine, aber treue Anhängerschaft in den USA, wird hierzulande aber nicht angeboten. In Europa müssen wir auf das Fleisch von grasgefütterten Tieren zurückgreifen: Beim Wild (Reh, Hirsch und Wildschwein) sollten Sie sich vergewissern, daß kein Getreide zugefüttert wurde. Oder Sie kaufen Ihr Fleisch von einem Bauern, der seine Tiere lange auf der Weide läßt.

1.6.2 Fett, Fleisch und Milchprodukte 35

Wenn Sie Omega-6 Öle meiden, wird die Auswahl der Öle zum Kochen stark eingeschränkt. Kaltgepreßtes Olivenöl ist eine gesunde Alternative. Selbst zum Braten kann man es einsetzen, da es, obwohl einfach ungesättigt, einen hohen Rußpunkt aufweist. Erdnußöl besitzt ein ähnlich gutes Nährstoffprofil wie Olivenöl, ansonsten läßt sich aus anderen Nußölen (mit denen Sie nicht kochen sollten) ein schmackhaftes Dressing für Salate und Gemüse bereiten. Meiden Sie alles, was die Bezeichnung »Salatöl« trägt: Dabei handelt es sich fast immer um bei hohen Temperaturen verarbeitete Öle, die auch oxidierte Fettsäuren enthalten können.

Sie sollten versuchen, jede Woche mindestens dreimal Kaltwasserfisch zu verzehren. Vorsicht bei Fischen aus Aquakulturen: Hier wird mit Getreide zugefüttert, was das Fettsäurenprofil negativ beeinflußt. Es muß auch mit Rückständen von Medikamenten, Farbstoffen und anderen »Segnungen« der modernen Massentierhaltung gerechnet werden.

Abschließend noch einmal der Hinweis: Solange Sie auf eine gute Versorgung mit Omega-3 Fettsäuren achten, Omega-6 Fette weitgehend meiden und öfter einmal Olivenöl zum Kochen benutzen, brauchen Sie über Fett nicht weiter nachzudenken. Kaum zu glauben, aber wahr – Fett ist tatsächlich gut für Sie.

1.6.3 Erdnüsse

Die Erdnußpolizei greift in letzter Zeit wieder hart durch. Mittlerweile servieren sogar die großen US-Fluglinien keine Erdnüsse mehr; schließlich könnte jemand gedankenverloren davon essen und einen tödlichen allergischen Anfall erleiden. Ernußallergien sind zwar selten, aber eine ernste Angelegenheit. Daher sollten Sie es Ihren Gästen unbedingt mitteilen, falls Sie bei einem Gericht Erdnüsse oder Erdnußbutter verwendet haben. Abgesehen von Aflatoxin, einem Pilzgift, das sich bei unsachgemäßer Lagerung bilden kann (aber in Zukunft nicht mehr vorkommen dürfte, da die

Erdnuß-Fakten

- 30 g Erdnüsse (15 Stück) weisen weniger als 4 g Kohlenhydrate auf.
- 2 Eßlöffel grobe Erdnußbutter (»chunky«, mit Nußstückchen) liefern – je nach Hersteller – zwischen 4 und 6 g Kohlenhydrate.
- Wenn Sie den Glykämie-Index beachten, wird es Sie freuen, daß eine halbe Tasse Erdnüsse auf dieser Skala mit 14 sehr niedrig angesetzt ist. (Fran gibt hier eine halbe Tasse als in den USA gängige Maßeinheit an. Für jemanden, der abnehmen will, ist es aber auch keine schlechte Idee, sich eine bestimmte Menge Erdnüsse zum Verzehr umzufüllen; sonst ist schnell die ganze Dose geleert. d.Ü.)
- Trocken geröstete Erdnüsse haben etwa 15 % mehr Kohlenhydrate als in Öl geröstete, dafür enthalten sie aber keine Trans-Fette. Ohne Öl geröstete Erdnüsse sind dagegen häufig mit einer getrockneten Würzpaste überzogen, die Kohlenhydrate enthält. Die beste Wahl wären unbehandelte Erdnüsse mit Schale.

Erdnußindustrie einen gutartigen Pilz dagegen einsetzen wird) sowie den gehärteten Fetten und Zucker, die manchen billigen Erdnußbutter-Produkten zugesetzt sind, ist diese kleine »Nicht-Nuß« ein gutes Nahrungsmittel. Tatsächlich handelt es sich bei der Erdnuß um eine Hülsenfrucht, nicht um eine Nuß.

Dafür haben Erdnüsse mehr Protein als jede andere Bohne oder Nuß (insgesamt 24 %) und siebenmal mehr Resveratol als Weintrauben. Dieses starke Antioxidans schützt vor Herzerkrankungen; Rotwein enthält achtmal soviel davon wie Weintrauben. Fünfzehn Erdnüsse (30 g) liefern 10 % der täglich benötigten Folsäure (ebenfalls gut für das Herz). Erdnüsse sind auch eine gute Quelle für Vitamin E, sowie für Magnesium, Kupfer, Selen,

1.6.3 Erdnüsse 37

Dana (40)

Dana ernährt sich jetzt seit vier Jahren Low-Carb und hat seither gut 25 kg abgenommen. Zuvor war sie der von allen Seiten empfohlenen, fettarmen Diät treu gewesen, doch sie konnte sich des Gefühls nicht erwehren, daß sie damit immer dicker wurde. Sie litt unter heftigen Stimmungsschwankungen und fühlte sich ständig müde. Trotz vier harter Aerobic-Sessions pro Woche nahm sie nicht ein Pfund ab – kurz gesagt, sie war ziemlich frustriert.

Auf einem Wühltisch fand sie eine preisreduzierte Ausgabe von Gayelord Hausers Buch. Er behauptete, Übergewicht sei eine Krankheit, die auf Kohlenhydrat-Unverträglichkeit zurückzuführen sei. Das erinnerte sie an die Atkins-Diät und sie beschloß, diese auszuprobieren. Nach zwei Tagen fühlte sie sich schon besser und nach zweieinhalb Wochen hatte Sie 5 kg verloren. Ihr zuvor erhöhter Blutdruck – der trotz fettreduzierter Diät nicht sinken wollte – hatte sich normalisiert und sie war überglücklich, endlich den richtigen Weg gefunden zu haben.

Von der Atkins-Diät ging sie über zur »Zonen«-Diät (und hatte dauernd Hunger), dann zur »Carbohydrate Addicts« Diät (wobei sie nicht viel abnahm und ebenfalls immer hungrig war; die Belohnungsmahlzeit mit Kohlenhydraten wirkte bei ihr wie eine Schlaftablette); zuletzt setzte sie auf eine Mischung von Atkins und »Protein Power« und blieb dabei. Sie versuchte noch einmal, Kohlenhydrate mit einem niedrigen Glykämie-Index in die Ernährung einzubauen, doch sie nahm schnell wieder zu und das Verlangen nach Kohlenhydraten wuchs immer stärker; also nahm sie endgültig Abstand davon. Dana hat nie eine Einführungsphase mit sehr wenig Kohlenhydraten durchgemacht; trotzdem hat die Low-Carb Diät bei ihr sofort angeschlagen.

Heute verzehrt sie 50 g Kohlenhydrate am Tag und trinkt jeden Abend zwei Gläser Rotwein. Als sie kürzlich wieder eine Blutuntersuchung vornehmen ließ, war die Krankenschwester beim Studieren der – makellosen – Ergebnisse sprachlos: Gesamtcholesterin 190, HDL-Cholesterin 69, Triglyzeride 50. Es hat Dana großes Vergnügen bereitet, sie in ihr Geheimnis einzuweihen: »Drei Eier pro Tag und soviel rotes Fleisch, wie ich essen kann...«

Danas Frühstück besteht aus drei Spiegel- oder Rühreiern und einer Kanne Tee (über den Tag verteilt trinkt sie verdünnten Tee, im Sommer kühlt sie ihn mit Eiswürfeln). Zu Mittag ißt sie gern einen Thunfischsalat, bestehend aus einer Dose Thunfisch in Wasser, etwas Stangensellerie, einer gehackten roten Zwiebel und einer halben grünen Paprika, vermischt mit zwei oder drei Eßlöffeln Mayonnaise. Manchmal gibt es eine Tomate oder eine geraspelte Karotte dazu.

Als Zwischenmahlzeit haben sich Nüsse bewährt, ebenso wie ein Stück übrig gebliebenes Fleisch vom Vortag, oder einige Scheiben Wurst mit Butter. Gelegentlich gönnt sie sich einige »Pork Rinds«, doch auch dann nicht mehr als vier davon (das sind frittierte Stückchen Schweinehaut; kaum zu glauben, aber die Amerikaner sind ganz versessen auf diesen Snack, der in Tüten verkauft wird wie Kartoffelchips). Obwohl sie höchstens zehnmal im Jahr Zucker verzehrt, verwöhnt sie sich ab und zu mit Mahlzeiten, die sowohl Kohlenhydrate als auch Protein enthalten; so hofft sie, den Blutzuckeranstieg in Grenzen zu halten.

Dana fühlt sich wohl mit der kohlenhydratreduzierten Ernährung. Sie verspürt nur noch selten Verlangen nach Süßigkeiten, das gefällt ihr am besten. Sie sagt: »Mich bekommen sie nur mit vorgehaltener Waffe dazu, noch einmal so viele Kohlenhydrate zu verzehren.«

1.6.3 Erdnüsse

Kalium und Zink – alles Mineralien, die in der typischen Ernährung unter-
repräsentiert sind. Wie eine Untersuchung der Universität von Pennsylvania
ergab, eignet sich Erdnußöl ebenso gut wie Olivenöl für die Mittelmeer-Diät
(eine Ernährungsform, die auf einfach ungesättigte Fettsäuren wie Olivenöl
setzt).

Der Harvard-Professor Dr. Frank Sacks hält Erdnüsse für ein energierei-
ches Lebensmittel – die Kohlenhydrate werden nicht so gut aufgenommen
und durch den Verzehr steigt der Insulinspiegel weniger stark an. Da Erdnüsse gut sättigen, soll ein hoher Verzehr automatisch zu einer geringeren
Kalorienaufnahme führen. Wenn Sie Gewicht verlieren möchten, würde ich
Ihnen trotzdem von einem hohen Erdnußverzehr abraten. Aber eine kleine
Menge pro Tag sollten Sie sich nicht versagen, etwa soviel, wie man früher
bei den Fluglinien bekommen hat.

1.6.4 Alkohol

Einige Low-Carb Gurus sprechen sich gegen Alkohol aus, da er den Blutzuckerspiegel anheben soll (was allerdings nicht bewiesen ist); andere heben
seine gesundheitsfördernden Wirkungen hervor, empfehlen aber moderaten
Konsum. Die Amerikanische Krebsgesellschaft berichtet von einer Langzeit-
studie über neun Jahre, die ergab, daß zwei Drinks pro Tag das Risiko eines
vorzeitigen Todes um 20 % senken (gemeint sind zwei Gläser Wein oder Bier,
bzw. zwei Schnapsgläser Härteres mit höherem Alkoholgehalt). Das »Time«
Magazin erwähnt eine deutsche Untersuchung, die ergeben hatte, daß zwei
Drinks pro Tag das Bakterium Helicobacter pylori abtöten können; einen
verbreiteten Keim, der Magengeschwüre auslöst.

Wein schützt außerdem vor der Makuladegeneration, dem besonders
im Alter auftretenden Sehverlust und senkt das Risiko, Nierensteine zu entwickeln um 50 %. Darüber hinaus schützt Wein vor dem Schlaganfall und
macht – nach einer Studie der Universität von Colorado – nicht dick, da

40   *Living Low-Carb – Leben ohne Kohlenhydrate*

er die Insulinempfindlichkeit erhöht; der Körper kommt dann mit weniger Insulin aus. Letzteres unterstützt die Durchführung einer Low-Carb Diät; weniger Insulin bedeutet eine verringerte Einlagerung von Körperfett.

Alle Arten von Alkohol üben positive Wirkungen aus, doch die besten Ergebnisse erzielt man mit Rotwein. Wein erhöht das (gute) HDL-Cholesterin und vermindert nicht nur die Gerinnungsneigung des Blutes, sondern vermag sogar Zusammenballungen von Blutplättchen wieder aufzulösen; das schützt vor Herzinfarkt und Schlaganfall. Er wirkt Ablagerungen an den Innenwänden der Blutgefäße entgegen und beugt so der Arteriosklerose vor. Bei Frauen erhöht Wein die Östrogenspiegel und vermag so, die Gefahr für Knochenentkalkung (Osteoporose) zu senken.

Vielleicht ist Ihnen zu Ohren gekommen, daß Frauen, die Alkohol trinken, ein höheres Brustkrebsrisiko haben. Neue Studien widerlegen diese Behauptung, zumindest für einen Drink pro Tag. Nach der »Harvard Nurse Study« tritt Brustkrebs bei Frauen, die gar keinen Alkohol trinken, am häufigsten auf!

Die positiven Wirkungen des Rotweins halten nur kurzfristig an – zwischen 24 und 48 Stunden – daher sollte er regelmäßig getrunken werden. Tatsächlich scheint regelmäßiger Weinkonsum die Wirkung sogar zu verbessern, da sich bei unregelmäßigem Genuß die Gerinnungsneigung des Blutes (und damit die Gefahr für die Ausbildung eines Blutpfropfens, der ein Blutgefäß verschließen kann) zwischen zwei Weinzufuhren wieder erhöht. Bei einem Gewichtsverlust nimmt die Gerinnungsneigung ebenfalls zu; auch dieser Umstand macht den Rotwein zur empfehlenswerten Diätunterstützung. Rotwein ist übrigens ein echtes Low-Carb Getränk; ein Glas enthält nur 3 g Kohlenhydrate.

All diese guten Dinge geschehen mit ein oder zwei Gläsern Wein pro Tag, am besten zu den Mahlzeiten genossen. Doch was passiert, wenn Sie mehr trinken? Eine französische Studie ergab, daß Männer bei zwei bis fünf Gläsern Rotwein pro Tag nach 15 Jahren mit einer Senkung der Sterberate

1.6.4 Alkohol 41

um 24-31% rechnen dürfen. Mehr als zwei Gläser pro Tag können allerdings den Triglyzeridspiegel erhöhen; daran sollte Ihnen nicht gelegen sein. Resveratol, das Antioxidans im Rotwein, kann auch als Nahrungsergänzung eingenommen werden (erhältlich in Apotheken).

1.6.5 Ihre Nieren

Schon 1972, als Dr. Atkins sein Buch »Diät-Revolution« veröffentlichte, hatte er das Gesundheits-Establishment gegen sich. Eine der wichtigsten Waffen gegen ihn und andere Low-Carb Befürworter war die Behauptung, eine kohlenhydratarme Ernährung würde die Nieren schädigen.

Wenn ernste Probleme mit der Nierenfunktion vorliegen (was eine Blutuntersuchung zweifelsfrei ergeben würde), dann ist Low-Carb tatsächlich keine geeignete Ernährung. Doch bei normaler Nierenfunktion kann eine kohlenhydratarme Ernährung die Nieren sogar unterstützen. Dr. Michael und Dr. Mary Dan Eades haben in ihrem Buch »Protein Power« bereits darauf hingewiesen, wie leicht das Märchen von der Nierenschädigung widerlegt werden kann. Dr. Miriam Blum, eine Expertin auf diesem Gebiet, hat auch noch keine Unterschiede in der Nierenfunktion von Menschen mit hohem Proteinverzehr und Vegetariern festgestellt.

Allerdings sollten Sie nicht vergessen, viel Wasser zu trinken. Sie erleichtern Ihren Nieren die Arbeit, wenn Sie die geforderten acht bis zwölf Gläser Wasser pro Tag zuführen. Vergessen Sie nicht, daß Ihnen diese Wassermenge auch das Abnehmen erleichtert.

1.6.6 Die Ketose

Schon das Wort »Ketose« jagt den meisten Ärzten einen Schrecken ein; sie erinnern sich sofort daran, während ihrer Ausbildung gelernt zu haben, wie gefährlich eine »Ketoazidose« ist. Doch dabei handelt es sich um zwei ver-

42   *Living Low-Carb – Leben ohne Kohlenhydrate*

schiedene Dinge: Eine Ketoazidose liegt vor, wenn das Blut eines juvenilen (Typ I) Diabetikers mit Ketonkörpern übersäuert ist; das ist ein gefährlicher Zustand. Auch für die Verstoffwechselung von Ketonkörpern werden geringe Mengen Insulin benötigt; da der Körper des Typ I Diabetikers oft gar kein Insulin mehr bilden kann, ist er durch die Ketoazidose besonders gefährdet. Menschen mit einem normalen oder selbst einem eingeschränkten Insulinstoffwechsel sind davon nur höchst selten betroffen. Dieser Irrtum – die Verwechselung von Ketose mit Ketoazidose – geistert nun schon seit Jahrzehnten durch die Presse und war einer der Hauptvorwürfe gegen Dr. Atkins: Die Ketose, die er bei seiner Diät zur Einleitung der Gewichtsabnahme empfahl, wäre lebensgefährlich. Doch worum geht es dabei eigentlich?

So wie es für Autos Benzin und Diesel gibt, verfügt auch unser Körper über zwei Energiequellen. Eine davon ist Glukose, jener Zucker im Blut, der alle Zellen mit Brennstoff versorgt. Die Glukose stammt aus der Nahrung; abgesehen vom unverdaulichen Anteil der Ballaststoffe werden alle Kohlenhydrate in Glukose umgewandelt; auch Protein kann zu Glukose umgebaut werden. Die Leber speichert eine geringe Menge Glukose in Form von Glykogen; ein Reservekanister, wenn Sie so wollen, der den Körper für etwa 12 Stunden mit Energie versorgen kann, selbst wenn Sie keine Nahrung zuführen.

Das andere Treibstoffsystem benutzt Ketone. Dr. Atkins nennt sie »kleine Kohlenstoffteilchen, die bei der Verbrennung von Körperfett entstehen«. Wenn weder die Nahrung, noch die Leber ausreichend Glukose liefern, dann setzt der Körper das gespeicherte Fett zur Energiegewinnung ein; dabei werden Fette verbrannt, um Ketonkörper zu gewinnen. Wie mehrere Harvard-Studien nachgewiesen haben, bevorzugen alle wichtigen Organe Ketonkörper als Energiequelle – selbst das Gehirn, von dem man immer angenommen hat, es brauche Glukose.

Für Menschen, die abnehmen möchten, stellt die Ketose – der Zustand, in dem Ketone aus den Fettspeichern des Körpers zur Energieversorgung ein-

1.6.6 Die Ketose 43

gesetzt werden – die Idealsituation dar: Im Körper zirkuliert nur wenig Insulin und das überschüssige Fett wird viel schneller verbrannt, als bei einem hohen Insulinspiegel. Bei einigen Menschen setzt die Ketose schon ein, wenn sie weniger als 40 g Kohlenhydrate pro Tag verzehren; andere, besonders die Übergewichtigen, erreichen eine Ketose oft nur bei 20 g Kohlenhydraten oder weniger pro Tag.

Wenn Sie den Verzehr von Kohlenhydraten stark einschränken, geraten Sie nach einigen Tagen in die Ketose. Sobald dieser Zustand erreicht ist, werden Ketonkörper nicht nur zur Energiegewinnung eingesetzt, sondern auch über den Urin, die Haut und die Lungen ausgeschieden. Je mehr Ketone so »verbraucht« werden, desto stärker werden die Körperfettdepots angegriffen und desto mehr nehmen Sie ab.

Es wird einige Wochen dauern, bis Sie sich an die Ketose gewöhnt haben. Doch die Enzymsysteme im Körper passen sich an die neue Ernährungssituation an und Sie werden damit immer besser zurechtkommen. Begehen Sie nur nicht den Fehler, in den ersten Wochen die Kalorienzufuhr zu stark einzuschränken. Verzichten Sie auf Kohlenhydrate, aber essen Sie, wenn Sie Hunger verspüren. Gerade in der Anfangsphase werden Sie trotzdem schnell an Gewicht verlieren. Erst wenn Sie sich in der Ketose sicher fühlen, sollten Sie eine weitere Kalorienreduktion in Betracht ziehen.

Mit dem Übergang in die Ketose verliert man erst einmal Wasser und Mineralien, besonders Kalium. Manche Menschen fühlen sich dadurch müde und abgespannt; in diesem Fall kann man etwas Rinderbrühe zu sich nehmen, die enthält nicht nur viele Mineralien, sondern auch L-Carnitin. Dieser Nährstoff unterstützt die Fettverbrennung; mehr dazu im 2. Kapitel. Und trinken Sie genug: Mit reichlich Wasser erleichtern Sie nicht nur den Nieren die Arbeit, Sie nehmen auch schneller ab.

Wenn Sie nicht in die Ketose gelangen, könnte es am Koffein liegen. Aus diesem Grund schreibt Dr. Atkins zumindest in der Einführungsphase den Verzicht auf Kaffee und Tee vor. Probieren Sie es einfach aus.

44   *Living Low-Carb – Leben ohne Kohlenhydrate*

Mundgeruch

Bei einigen Leuten erzeugen die bei einer Ketose über die Lungen abgegebenen Ketone einen unangenehmen Mundgeruch. Die Ursache dafür ist Azeton, ein Lösungsmittel, das auch billigem Nagellackentferner den stechenden Geruch verleiht. Sie werden mir zustimmen: Ein Kuß von jemandem, der mit Nagellackentferner gegurgelt hat, ist keine verlockende Vorstellung...

Wenn sich das Phänomen bei Ihnen einstellt, putzen Sie sich häufiger die Zähne oder benutzen Sie Mundwasser. Beides löst das Problem aber nicht zufriedenstellend. (Fran empfiehlt an dieser Stelle »Yow!« und »TheraBreath«, zwei US-Produkte, die für frischen Atem sorgen. In Europa können wir auf »Tic Tac« zurückgreifen oder auf zuckerfreien Kaugummi, der allerdings Süßstoff enthält. Angemessene Zahnpflege vorausgesetzt, ist Mundgeruch aber zuerst – vor allem bei einer Low-Carb Diät – ein Zeichen für Durst. Wenn Sie genügend Wasser trinken, können die Ketonkörper problemlos über die Nieren entsorgt werden. Eine Flasche Wasser sollten Sie immer dabei haben; Mundgeruch verschwindet oft schon nach einigen Schlucken Wasser. d.Ü.)

Wenn alles andere fehlschlägt, dann können Sie immer noch die Kohlenhydratzufuhr in kleinen Schritten erhöhen, soweit, bis Sie gerade noch in Ketose sind. Sie werden immer noch abnehmen, doch ohne lästigen Mundgeruch.

Ketose bildet auch die Grundlage von zyklischen ketogenen Ernährungsformen wie der »Anabolen Diät«. Dabei werden ein bis zwei Tage Kohlenhydrate verzehrt, darauf folgen fünf bis sechs Tage strenge Kohlenhydratbeschränkung. Die Ketose wird forciert, indem durch Sport (am besten durch Krafttraining) die Kohlenhydratspeicher des Körpers geleert werden.

Zu Beginn der Ketose kann eine Erhöhung des Harnsäurespiegels auftreten; davon sind Männer eher betroffen als Frauen. Das sollte Ihnen aber keine Kopfschmerzen bereiten – sobald die Triglyzeride sinken, verschwinden in der Regel die hohen Harnsäurewerte (und damit eventuelle Gichtanfälle). Falls nicht, erhöhen Sie die Kohlenhydratzufuhr ein wenig. Wenn Sie nicht mehr als 5 % der Kalorien in Form von Kohlenhydraten zuführen, sollte es Ihnen gelingen, in Ketose zu bleiben und Gichtanfälle trotzdem zu vermeiden.

Wird eine kleine Menge Kohlenhydrate Sie gleich aus der Ketose katapultieren? Wie viele Low-Carber mittlerweile festgestellt haben, passiert das nur selten; vorausgesetzt, Sie befinden sich schon länger in Ketose und Sie verstoßen nicht zu oft dagegen. Ein Stück Kuchen oder eine kohlenhydratreiche Mahlzeit haben vermutlich keine Auswirkungen. Das Problem liegt eher darin, daß damit die Kohlenhydrate ihr altes Suchtpotential behalten. Verstärkt durch den Umstand, daß Sie den Zucker schon länger entbehrt haben, könnte es Ihnen schwerfallen, nach einem Ausrutscher zur Low-Carb Ernährung zurückzukehren. Genau dann beginnt der Ärger: Aus einer kohlenhydratreichen Mahlzeit wird ein ganzer Tag und die Umkehr wird immer schwieriger. Gönnen Sie sich ab und zu eine kleine Belohnung, aber beobachten Sie sich genau: Es erfordert schon einen starken Willen. Wenn Sie zu häufig schwach werden, dann ist Ihnen mit einer strikten Low-Carb Ernährung besser gedient.

Die meisten Menschen fühlen sich in der Ketose pudelwohl, doch einige können sich einfach nicht damit anfreunden. Wenn es Ihnen über mehrere Wochen so geht, dann erhöhen Sie die Kohlenhydratzufuhr bis auf 60 g pro Tag. Sie werden immer noch abnehmen und Ihren Gesundheitszustand verbessern; es dauert nur ein wenig länger.

*

2. KAPITEL

GEHEIME WAFFEN

2.1 Anpassen der Diät an Ihre Bedürfnisse

Die Low-Carb Ernährung stellt eine der einfachsten Diäten dar, die je erfunden wurden. Trotzdem steht sie scheinbar im Gegensatz zu unserer traditionellen Eßkultur – ich spreche von den Gerichten, die im Restaurant serviert werden, den Lebensmitteln in den Supermarktregalen bis hin zu dem, was seit Jahrzehnten bei uns zu Hause auf den Tisch kommt. Tatsächlich fällt es bei dieser Diät am schwersten, mit all dem Essen um uns herum fertig zu werden – streng genommen, geht es im vorliegenden Buch nur darum.

Es gibt aber Hilfe da draußen; ich hätte mir gewünscht, über diese Strategien und Produkte besser Bescheid zu wissen, als ich mit der kohlenhydratarmen Ernährung begann. Sie werden schon anhand der Fallgeschichten im Buch bemerkt haben, daß jeder diese Diät etwas anders durchführt. Fast alle Low-Carber haben sie im Laufe der Zeit an ihre Bedürfnisse angepaßt. Die meisten von uns haben mit einem Buch begonnen, etwa mit Dr. Atkins »Diät-Revolution« oder »Protein Power« von den Eades. Low-Carb funktionierte und so haben wir uns aufgemacht, neue Horizonte zu erkunden. Vielleicht wollten wir auf Kaffee nicht verzichten, oder wir haßten die Ketose und ließen diesen Teil der Atkins-Diät einfach aus. Oder wir schlossen uns

2.1 Anpassen der Diät an Ihre Bedürfnisse 47

einer Internet-Community an, die sich mit kohlenhydratarmer Ernährung beschäftigt und lernten so neue Nahrungsergänzungen und Trainingsprogramme kennen; alles floß in unseren persönlichen Low-Carb Stil ein.

Am Ende werden Sie wie ich feststellen: Der einzige Diätplan, der einen Sinn ergibt, ist der, mit dem Sie abnehmen und Ihren Gesundheitszustand verbessern. Wir alle verfügen über eine eigene Biochemie, jeder funktioniert anders. Zu guter Letzt müssen Sie immer selbst entscheiden: Wie fühlen Sie sich mit den Veränderungen, die Sie eingebracht haben; wie zufrieden sind Sie mit Ihren Fortschritten, kommen Sie mit den Mahlzeiten zurecht; fühlen Sie sich fit?

Den meisten von uns geht es mit einer kohlenhydratarmen Ernährung ausgesprochen gut, wir fühlen uns wohl, sind voller Energie und deshalb sehr motiviert, bei der Stange zu bleiben. Der Anfang ist aber nicht so einfach, wenn Sie plötzlich auf die gewohnten Nahrungsmittel verzichten müssen und all die Versuchungen, die unsere (Eß-)Kultur ausmachen.

Am besten weichen Sie dem Problem nicht aus, sondern gehen es an: Erstellen Sie zwei Listen ihrer Lieblings-Nahrungsmittel, eine A-Liste für die Wünsche und eine B-Liste für die Pflicht. Vermutlich ist Ihre A-Liste voller kohlenhydratreicher Produkte? Nun gruppieren Sie die Produkte nach Protein, Gemüse, Obst: Auf welche Früchte können Sie nicht verzichten? Was ist Ihr Lieblingsgemüse? Nachdem das festgelegt ist, sollten Sie darüber nachdenken, wie Sie Ihre Favoriten gelegentlich in die Low-Carb Ernährung einbauen. Die Einhaltung der Diät fällt Ihnen leichter, wenn Sie sich von Zeit zu Zeit eine kleine Belohnung erlauben. Also vielleicht eine halbe Banane mit Quark zum Frühstück; eine sehr dünn geschnittene Scheibe Toast zum Rührei, einen halben Apfel, eine halbe Tasse Erdnüsse – aber nicht alles an einem Tag, sonst führen Sie wirklich zu viele Kohlenhydrate zu. Gehen Sie die Liste der Versuchungen im dritten Kapitel dieses Buches durch, um zu sehen, welchen Ersatz es für die Dinge gibt, die man nicht jeden Tag haben kann. Mit den wirklich unverzichtbaren Genüssen können Sie sich vielleicht zu besonderen Gelegenheiten belohnen – einmal im Monat, oder nur am Geburtstag oder zu Weihnachten. Nehmen Sie sich nicht vor, diese Sachen nie mehr zu essen; diesem Vorsatz werden Sie nicht lange treu bleiben.

Zu Beginn der Low-Carb Diät wandern Sie auf einem schmalen Grat: Entweder Sie stellen einen brauchbaren Plan auf, welche Alternativen es zum Frühstück gibt, wie Mittag- und Abendessen aussehen können – oder Sie verfallen einer phantasielosen Routine (was schnell geschehen ist). Wenn Sie Tag für Tag morgens einen Milchshake verzehren, mittags Thunfischsalat und abends ein Steak mit Salat, verlieren Sie schnell die Lust am Essen. Sie werden nicht nur diese Gerichte über haben, sondern vermutlich die ganze Low-Carb Diät.

Eine abwechslungsreiche Ernährung schützt nicht nur vor Verdruß, sondern sorgt auch dafür, daß wir mehr Nährstoffe zuführen. Es hilft auch, die Mahlzeiten selbst zuzubereiten. Dafür sollte man eine Reihe von Rezepten zur Hand haben, die bereits auf einen niedrigen Kohlenhydratgehalt hin geprüft worden sind; schließlich wollen wir nicht bei jeder Mahlzeit die Nährwerte neu ausrechnen.

Ich muß zugeben, auch mir fällt es schwer, mich von der Routine zu lösen. Ich schalte ziemlich schnell den Autopiloten ein und esse immer dasselbe. Eine Möglichkeit dagegen anzugehen wäre, wenigstens am Wochenende etwas Neues auszuprobieren – Sie kochen ein zeitaufwendiges Gericht, gönnen sich eine exotische Frucht oder mixen sich einen schönen Cocktail – alles, um der Monotonie zu entfliehen. Oder Sie gehen zum Wochenmarkt und kaufen besonders frisches Gemüse. Sie können ein auf Käse spezialisiertes Geschäft aufsuchen und neue Sorten probieren. Wenn Sie Lebensmittel kaufen, die Saison haben, erhalten Sie nicht nur schmackhaftere und frischere Ware, sondern auch etwas, worauf Sie sich freuen können. Sammeln Sie schon einmal die besten Spargelrezepte!

Der Weg in Ihre Low-Carb Diät erfordert viele Entscheidungen: Entweder Sie können auf Zwischenmahlzeiten nicht verzichten, oder Sie nehmen sich vor, durchzuhalten bis zur nächsten Hauptmahlzeit. Sie trinken Diät-limonaden oder lassen diese links liegen (was wegen des hohen Gehalts an künstlichen Süßstoffen sehr zu empfehlen wäre. Nicht nur, daß allein der süße Geschmack schon eine Insulinausschüttung bewirken kann, Sie erschweren sich auch die Entwöhnung von der »verzuckerten« Warenwelt um uns herum. d.Ü.). Schon nach kurzer Zeit haben Sie wertvolle Erfahrungen mit der neuen Ernährung gewonnen: Sie wissen, wie viele Kohlenhydrate Sie verzehren dürfen, ohne zuzunehmen, bzw. was passiert, wenn Sie es damit übertreiben. Sie haben Ihre Proteinversorgung im Griff und können im Handumdrehen eine Low-Carb Mahlzeit zusammenstellen. Und Sie werden jene Nahrungsergänzungen gefunden haben, die zu Ihnen und Ihrer Variante der kohlenhydratarmen Ernährung passen.

Auch diesen Kurs werden Sie wieder ändern, bestimmt vom Rhythmus neuer Erfahrungen und aktueller wissenschaftlicher Entdeckungen ebenso wie durch Änderungen Ihrer Lebensumstände. Ich benutze häufig den Begriff »Diät«, doch trifft das den Charakter der Low-Carb Ernährung eigentlich nicht. Mir, wie so vielen anderen, geht es nicht um eine kurzfristige Lösung meiner Gewichtsprobleme. Ich muß, schon der Gesundheit wegen, dabei bleiben; für mich ist es ein Lebensstil – »Low-Carb für immer«.

2.2 Ein Ernährungstagebuch führen

Diese Empfehlung wird Ihnen langweilig erscheinen, doch täuschen Sie sich nicht: Ein Ernährungstagebuch kann Ihnen wirklich helfen. Sie sollten nicht nur wissen, was Sie essen können, sondern auch, was Sie essen wollen; dann können Sie die beiden Enden besser zusammenbringen. Sich anzugewöhnen, die Menge der Zutaten einer Mahlzeit zu bestimmen, klingt noch langweiliger, ist aber ebenfalls eine gute Idee. Statt die Milch in den Kaffee zu gießen, füllen Sie diese besser zuerst in die Tasse. Vermutlich füllt die Menge eben keinen Eßlöffel (10 ml), wie Sie erwarten würden, sondern die Kaffeetasse (150 ml) zu einem Drittel? Das wären dann fünfmal so viele Kohlenhy-drate, multipliziert mit mehreren Tassen Kaffee oder Tee am Tag; schon bei drei Tassen ergäbe das 150 ml Milch mit 7 g Kohlenhydraten.

Schreiben Sie einfach alles auf, was Sie essen; wann die Mahlzeiten einge-nommen werden, ist weniger wichtig. Am Wochenende sollten Sie sich die Zeit nehmen, alles noch einmal in Ruhe durchzugehen. Wenn Sie zugenom-men haben, finden Sie im Ernährungstagebuch die Erklärung dafür und können gegensteuern. Sie werden sich wundern, wie schnell wir bereit sind, uns selbst zu betrügen. (Wenn der Salat beim Lieblingsitaliener nicht satt macht, nehmen Sie das Mittagessen doch von zu Hause mit! Dann sind Sie Herr über die Portionen und nicht länger gezwungen, das übriggebliebene Dressing mit Brot aufzutunken.) In dieses Tagebuch sollten Sie auch notie-ren, was Sie vermißt haben und auf was Sie bewußt verzichtet haben.

Ein Ernährungstagebuch zu führen wird besonders wichtig, wenn Sie von zu Hause fort sind. Außerhalb der gewohnten Umgebung – auf Geschäfts-reisen oder in den Ferien – wird es schwerer, den Versuchungen zu wider-stehen.

2.3 Blutuntersuchungen

Eine der großen Freuden der Low-Carb Ernährung sind die regelmäßigen Blutuntersuchungen. Ihr skeptischer Hausarzt wird ohnehin darauf beste-hen, weil er glaubt, Sie würden Ihre Gesundheit ruinieren. Und dann die tiefe Befriedigung, in sein ungläubiges Gesicht zu blicken, wenn er die Ergebnisse mit Ihnen durchspricht: Stark verringerte Triglyzeride, gestiegenes HDL- und gefallenes LDL-Cholesterin sowie weniger Zucker und Harnsäure im Blut. Höchstwahrscheinlich hat auch Ihr Blutdruck abgenommen.

Sie sollten eine Blutuntersuchung durchführen, bevor Sie die kohlen-hydratarme Ernährung aufnehmen, um sicherzugehen, daß Ihre Nieren ordnungsgemäß funktionieren und um die Ausgangswerte für Triglyzeride,

Was tun bei einer Verschlechterung der Blutwerte

(d.Ü.) Die meisten Menschen vertragen die bei der Low-Carb Ernährung erforderlichen Mengen Fett sehr gut und ihre Cholesterinwerte verbessern sich deutlich. Dabei macht es oft keinen Unterschied, ob sie überwiegend gesättigte, einfach oder mehrfach ungesättigte Fettsäuren verzehren. Bei Anderen ist das nicht der Fall; besonders häufig scheint das in Familien vorzukommen, wo Hypercholesterinämie vererbt wurde. In diesen Fällen kann es trotz Low-Carb Ernährung zu einer Verschlechterung der Blutwerte kommen.

Wenn auch Sie darunter leiden, kann die folgende Modifikation der Low-Carb Ernährung das Problem in manchen Fällen beheben und in vielen anderen deutlich reduzieren. Hypercholesterinämie als Erkrankung des Fettstoffwechsels ist zwar in den Genen angelegt, doch durch jahre-, manchmal jahrzehntelange Fehlernährung erst ausgelöst worden. Deshalb muß – getreu der Anregung des Low-Carb Pioniers Dr. Wolfgang Lutz – bedacht werden: Je länger die Fehlernährung gedauert hat, desto mehr Zeit kann es erfordern, die Effekte umzukehren.

Zunächst muß darauf hingewiesen werden, daß sich eine kohlenhydratarme Ernährung gerade bei Fettstoffwechselstörungen lohnt. Eine ganze Reihe von Beschwerden läßt sich allein durch einen niedrigen Insulinspiegel lindern; Triglyzeride sowie Blutdruck sinken und die vermutlich bereits geschädigten Blutgefäße sind weniger durch Oxidationsprodukte aus dem Zuckerstoffwechsel gefährdet. Weitere Verbesserungen erreicht man durch eine Umstellung des Fettverzehrs.

Gesättigte Fette müssen so weit wie möglich gemieden werden; von nun an also nur noch mageres Fleisch wählen und das sichtbare Fett davon entfernen; Sie sollten auch nur noch kleine Mengen Butter verwenden. Der US-Wissenschaftler Dr. Loren Cordain weist darauf hin, daß das Fleisch früher nicht besonders fett war, da Tiere in freier Wildbahn nur mit Mühe satt werden. Erst die Mast der Tiere mit artfremdem Futter wie Getreide und Soja führt dazu, daß das Fleisch hohe Anteile an Fett enthält; unterstützt durch zuwenig Bewegung. Damit liefert Fleisch heute nicht nur mehr gesättigte Fettsäuren als früher, sondern durch die Getreidefütterung auch zu viele mehrfach ungesättigte Fettsäuren der Omega-6 Gruppe. Eier können davon nicht ausgenommen werden, doch sie enthalten viele Vitamine und Omega-3 Fette, daher sind sie weiter erlaubt.

Sie sollten keine Omega-6 Pflanzenöle (Distel-, Sonnenblumen-, Maiskeim- oder Sojaöl) mehr verwenden. Und zwar deshalb, weil das Gesamtcholesterin eigentlich immer durch zuviel LDL-Cholesterin nach oben getrieben wird. Die unstabilen Omega-6 Fette oxidieren das LDL und machen es damit noch gefährlicher. Zusätzlich sorgen sie für die Bildung »schlechter« Gewebshormone (Eicosanoide), die zum vermehrten Auftreten von Entzündungen führen. Auch die Adern-Innenwände sind davon betroffen, an ihnen kann sich oxidiertes LDL-Cholesterin anlagern und die gefürchteten arteriellen Plaques entstehen. Eicosanoide aus Omega-6 Fetten führen darüber hinaus zu einer vermehrten Gerinnungsneigung des Blutes; so entstehen leichter Blutpfropfen, die ein durch Plaques verengtes Blutgefäß verschließen und einen Infarkt oder Schlaganfall auslösen können.

Statt dessen sollten Sie reichlich – am besten kaltgepreßtes – Olivenöl einsetzen. Olivenöl liefert vorwiegend Omega-9 Fettsäuren, es verhält sich im Stoffwechsel quasi »neutral« und beeinflußt den Stoffwechsel der aus Omega-3 oder Omega-6 Vorläufern gebildeten Eicosanoide kaum. Daher ist es auch in großen Mengen gut verträglich.

2.3 Blutuntersuchungen 53

Die Zufuhr von Omega-3 Fetten muß erhöht werden: 2 Eßlöffel Leinöl pro Tag (zu Verzehr und Lagerung siehe oben), sowie viel fetten Seefisch essen: Hering, Sardine oder Makrele (am besten frisch, doch selbst Dosenware wirkt besser als die teuren Lachsöl-Kapseln – eine Erkenntnis, die wir dem deutschen Arzt Dr. Peter Singer verdanken). Wildlachs und Meeresfrüchte sind ebenfalls zu empfehlen, wenn auch nicht ganz billig. Die Omega-3 Fettsäuren aus Leinöl und Meerestieren führen zu einer vermehrten Bildung »guter« Eicosanoide. Diese verbessern das Verhältnis von HDL zu LDL und verflüssigen das Blut; beides wirkt einem Gefäßverschluß entgegen. Überdies stärken sie deutlich das Immunsystem und die Abwehrkräfte; so wird Entzündungen im Körper (und der Bildung von Plaques in den Adern) entgegengewirkt.

»Schlechte« Blutfettwerte werden sich deutlich bessern, in den meisten Fällen kann sogar auf Medikamente verzichtet werden. Wer bereits Medikamente nimmt, darf diese aber nicht einfach absetzen! Sprechen Sie zunächst mit Ihrem Arzt. Mit seiner Unterstützung sollten Sie versuchen, die Low-Carb Ernährung anzupassen, wie hier beschrieben. Wenn sich Erfolge einstellen, können Sie mit Hilfe Ihres Arztes versuchen, die Medikamentendosis zu reduzieren. In dieser Umstellungsphase sind vermehrt Bluttests nötig, um sicher zu gehen, daß die Verbesserung der Werte tatsächlich anhält.

Übrigens: Es wird immer viel von »zu hohen« Cholesterinwerten geredet: Wichtig ist, daß das LDL sinkt. HDL ist das »gute« Cholesterin, je mehr davon, desto besser ist man vor Herz-Kreislaufkrankheiten geschützt. Das LDL wird im Stoffwechsel ebenfalls gebraucht, die Menge sollte aber – gerade weil es schnell oxidiert – nicht zu hoch liegen. Der Gesamt-Cholesterinwert sagt nicht viel aus; wichtig ist das

54   *Living Low-Carb – Leben ohne Kohlenhydrate*

> Verhältnis von HDL zu LDL: Normale Werte (bei Mischkost mit Kohlenhydraten) liegen bei einem HDL:LDL Verhältnis von 1:4. Mit einer wie oben angepaßten Low-Carb Ernährung lassen sich deutlich geringere Werte erreichen, bis hin zu einem HDL:LDL Verhältnis von 1:2.

Gesamtcholesterin, sowie HDL und LDL zu erhalten; Blutzucker und Harnsäure können ebenfalls bestimmt werden. Nach drei Monaten Low-Carb Diät sollten Sie eine weitere Blutuntersuchung durchführen, um zu prüfen, wie Sie auf die Ernährungsumstellung reagieren. In der Regel haben sich die Blutwerte deutlich verbessert. Dann sollten Sie im Abstand von sechs bis 12 Monaten weitere Blutuntersuchungen vornehmen lassen, die Ihnen Ihre gute Gesundheit bestätigen.

2.4 Im Zweifel: Testen Sie sich

Die Low-Carb Ernährung eignet sich optimal dafür, die Behandlung der Zuckerkrankheit zu unterstützen. Umgekehrt können Low-Carber von den Hilfsmitteln der Diabetiker profitieren. Dr. Richard Bernstein schlägt vor, »Clinistix« oder »Diastix«-Streifen zu benutzen, wenn man sich – etwa im Restaurant – nicht sicher ist, wieviele Kohlenhydrate ein Gericht enthält. (Es handelt sich um Teststreifen zur Bestimmung der Glukose im Urin; beide Produkte von Bayer, erhältlich in Apotheken). Nehmen Sie einen Bissen und kauen Sie ihn gut durch, damit die Amylase im Speichel die langkettigen Kohlenhydrate aufbrechen kann. Geben Sie etwas davon auf einen Teststreifen und lesen Sie das Ergebnis anhand der beiliegenden Skala ab. Dieser Trick funktioniert mit allen Lebensmitteln und Gerichten, kann aber keine Laktose (Milchzucker) oder Fruktose (Fruchtzucker) nachweisen. Der Nach-

Kurioses

Wenn Sie ins Hochgebirge ziehen, nehmen Sie dort im ersten Jahr 10 % ab. Die täglichen Belastungen in großer Höhe fordern den Körper stärker; Treppensteigen, Gegenstände tragen und Spaziergänge in dünner Luft zählen dann als sportliche Aktivität.

In kühleren Gegenden gewachsener Mais enthält mehr Kohlenhydrate, als Mais, der in einer heißen Klimazone angebaut wurde. Wenn Sie ein Fan von gebutterten Maiskolben sind, dann würde es sich lohnen, die Maisernte im Spätsommer abzuwarten.

Ist Übergewicht ansteckend? Wie die Medizinische Fakultät der Universität von Wisconsin festgestellt hat, gibt es tatsächlich Hinweise auf Viren als Auslöser von Übergewicht. Das menschliche Adenovirus AD-36, dafür bekannt, eine Infektion der oberen Atemwege auszulösen, führt bei Hühnern und Mäusen zu Übergewicht, wenn es ihnen injiziert wird. Eine Untersuchung am Menschen ergab, daß 15 % der Übergewichtigen Antikörper gegen das Virus aufwiesen, Normalgewichtige dagegen nicht. Der Vogelvirus SMAM-1 verursacht ungewöhnliche Fettablagerungen in der Bauchhöhle von Hühnern. Wie eine Studie mit 52 übergewichtigen Menschen ergab, wiesen 19 % von ihnen Antikörper gegen dieses Virus auf; ihre Körpermasse übertraf zudem die der negativ getesteten Versuchsteilnehmer.

Karamelisierter Zucker (bis zur Verflüssigung erhitzt und leicht verbrannt) hat weniger Kalorien als gewöhnlicher Tafelzucker; einfach weil er einen Teil seines Brennwertes schon abgegeben hat. Schwer zu sagen, wieviele Kalorien weniger es sind, aber immerhin...

Ein Gramm Kohlenhydrate führt bei den meisten Menschen lediglich zu einem Blutzuckeranstieg von 5 mg – unerheblich, wenn Sie nicht darauf angewiesen sind, jedes Gramm Kohlenhydrate zu zählen.

Wissenschaftler der Glasgower Universität weisen darauf hin, daß der Gehalt an Flavonoiden (starke Antioxidantien, die noch besser gegen freie Radikale wirken, als die Vitamine C und E) im Gemüse stark variieren kann: Rote und gelbe Zwiebeln enthalten sehr viele, weiße Zwiebeln dagegen so gut wie keine Flavonoide. Kirschtomaten enthalten mehr als größere Tomaten und rötlicher Blattsalat (wie etwa Lollo Rosso) viel mehr als grüner (tatsächlich stammt die rote Farbe vom gleichen Flavonoid, das dem Rotwein seine Farbe verleiht). Unter den Rotweinen weist der Cabernet Sauvignon den höchsten Gehalt an Flavonoiden auf, während Chilenische Rote die größte Anzahl verschiedener Flavonoide enthalten.

Einige Piloten legen großen Wert darauf, keine mit Aspartam gesüßten Diätlimonaden zu trinken, wenn sie fliegen. In großen Höhen kann der 10 %ige Methanolanteil des Aspartams zu Benommenheit, Sehstörungen und Gedächtnislücken führen, auch epileptische Anfälle sind nicht auszuschließen.

weis von Fruchtzucker würde ein Refraktometer erfordern, das ist erheblich teurer (es wird z.B. im Weinbau zur Bestimmung des Öchsle-Wertes eingesetzt; erhältlich im technischen Großhandel).

Ein Glukometer erlaubt, den Blutzuckergehalt selbst zu testen; damit lassen sich nützliche Daten gewinnen (Bayer und Braun liefern verschiedene Modelle, erhältlich in Apotheken). Wer in regelmäßigen Abständen sein Blut untersucht, kann so feststellen, wie er auf verschiedene Mahlzeiten und Nahrungsmittel reagiert, bzw. wie stark der Blutzuckerspiegel schwankt. Das lohnt sich besonders für Diabetiker, die – in Absprache mit ihrem Arzt – die Menge der benötigten Medikamente reduzieren wollen. Wundern Sie sich nicht, wenn die Werte – trotz gleicher Zusammensetzung und Menge der Mahlzeiten – von Tag zu Tag etwas anders ausfallen. Ihr Körper ist keine Maschine und er reagiert auf Streß in jeder Form, sei es weniger Schlaf, hartes Training oder vielleicht eine Infektion.

2.5 Das erstaunliche L-Carnitin

Wenn Sie schon immer vermutet haben, im täglichen Kampf um die Pfunde etwas zu übersehen – etwas, das eine Gewichtsabnahme verhindert, obwohl man doch alles richtig macht – da könnten Sie richtig liegen. Wenn Ihre Schilddrüse ordnungsgemäß funktioniert (bei einer Unterfunktion läuft der Stoffwechsel nur auf »Sparflamme«), dann fehlt es Ihnen vermutlich an L-Carnitin. Von diesem Nährstoff haben Sie vielleicht noch nie etwas gehört, dabei ist er ungemein wichtig.

Jede Zelle enthält ein wenig L-Carnitin; der Körper kann eine geringe Menge selbst herstellen, doch das Meiste gewinnt er aus rotem Fleisch. Wie äußert sich ein Mangel an diesem Nährstoff? Nun, Sie sind vermutlich übergewichtig und ständig müde. Das liegt daran, daß die Zellen Ihres Körpers, genauer gesagt, die Mitochondrien als »Kraftwerke« der Zellen L-Carnitin benötigen, um Fett effektiv zu verbrennen. Ohne genügend L-Carnitin wird Ihnen das Abnehmen schwer fallen.

L-Carnitin transportiert die Fettsäuren in die Mitochondrien, wo sie zur Energiegewinnung verbraucht werden. Unser alter Feind, das Insulin, behindert diesen Stoffwechselweg. Je mehr Insulin im Blut zirkuliert, desto mehr Fettsäuren werden für später aufbewahrt – Sie ahnen schon wo: in den Fettzellen! Daraus ergibt sich, daß L-Carnitin bei einer Low-Carb Diät und den daraus resultierenden, niedrigen Insulinspiegeln am besten wirkt.

Fettverbrennung ist aber nicht die einzige Aufgabe des L-Carnitins. Es schützt als Antioxidans unser Herz und stärkt das Immunsystem. Es senkt die Cholesterin- und Triglyzeridspiegel, wirkt gegen das chronische Müdigkeits-Syndrom, hilft bei Morbus Parkinson (Schüttellähmung), steigert die Leistungsfähigkeit von Sportlern und lindert bei Frauen das prämenstruelle Syndrom. Zu guter Letzt muß noch darauf hingewiesen werden, daß es die Lebensspanne verlängert und somit Anti-Aging Eigenschaften aufweist.

L-Carnitin beeinflußt das Wohlbefinden, verbessert die Durchblutung und hilft, das Hungergefühl im Zaum zu halten. Diese wunderbare Substanz ermöglicht den Zellen unseres Körpers, Energie zu produzieren, die sie nach besten Kräften einsetzen: Entweder für das Wachstum neuer Gewebe, die Abwehr von Krankheitserregern oder für sportliche Höchstleistungen.

Warum nimmt nicht jeder L-Carnitin als Nahrungsergänzung ein? Die Substanz ist zwar schon lange bekannt, doch drang von den Ergebnissen der aktuellen Forschung nur wenig an die Öffentlichkeit. Dr. Robert Crayhon hat diese in seinem Buch »The Carnitine Miracle« zusammengefaßt. Das »Self« Magazin nennt Robert Crayhon einen der zehn führenden Ernährungsexperten der USA. Er ist ehemaliger Vegetarier und empfiehlt heute allen Vegetariern, L-Carnitin als Nahrungsergänzung einzunehmen. (Crayhons Buch ist nicht auf Deutsch erschienen. Eine umfangreich dokumentierte Übersicht der Einsatzmöglichkeiten von L-Carnitin im Sport, in der Diät und bei Krankheit bietet das »Handbuch Protein & Aminosäuren« von Klaus Arndt und Torsten Albers. d.Ü.).

Wie kommt es zu einem Mangel an L-Carnitin? Mögliche Ursachen wären folgende: Sie halten nicht viel von der Steinzeit-Diät und bekommen deshalb nicht genug rotes Fleisch; Sie sind dem Kindesalter bereits entwachsen (der Körper braucht mehr L-Carnitin, wenn man älter wird, erhält aber oft nicht genug), oder Sie verbrauchen einfach zuviel davon, da Sie hohem Streß ausgesetzt sind.

Durch den Verzehr roten Fleisches erhalten wir kleine Mengen L-Carnitin; Lammfleisch (das nur wenige Menschen mögen) enthält am meisten davon. Milchprodukte enthalten schon erheblich weniger und Avocados liefern in Spuren ebenfalls L-Carnitin. Mit einer gemischten Kost beträgt die

2.5 Das erstaunliche L-Carnitin

Charles (55)

Einigen Low-Carbern fällt der Verzicht auf Zucker und Stärke schwerer als anderen. Bei Charlie lag allerdings eine besondere Situation vor: Er ist Bäcker. Gutes Brot zu backen ist nicht nur sein Beruf, er ißt es auch leidenschaftlich gern – jeden Tag zum Frühstück. Wenigstens kann er auf Süßes verzichten; seine Frau zählt nicht zu den Glücklichen, doch sie behilft sich mit einem kleinen Stück Zartbitter-Schokolade jeden Tag.

Es gibt gute Gründe dafür, warum Charlie sich einen maßvollen Brotverzehr erlauben kann: Er setzt auf hochwertige Erzeugnisse aus der eigenen Backstube und er ernährt sich schon sehr lange kohlenhydratarm. Er hat in den Siebzigern mit der Atkins-Diät begonnen und ist ihr seither – mehr oder weniger – treu geblieben. Nicht nur jahrzehntelange Ernährung mit wenig Kohlenhydraten hat die Empfindlichkeit seiner Insulinrezeptoren trainiert, er treibt auch viel Sport – tägliches Krafttraining im Heimstudio und dreimal Tennis pro Woche.

Über die Jahre hatte er trotzdem einige Pfunde zugelegt. Als das Buch »Protein Power« erschien, wandte er sich dieser Low-Carb Form zu, befolgte sie strikt und nahm schnell 10 kg ab. Dabei hatte er sich sehr gut gefühlt, voller Energie, wie er sagt; deshalb beschloß er, die Kohlenhydratbeschränkung wieder ernster zu nehmen.

Charlie beginnt jeden Morgen mit einem großen Glas Tomatensaft, in das er einen gehäuften Eßlöffel Haferkleie und den Saft einer Zitrone einrührt. Sein Frühstück besteht aus einem Ei mit Speck, Schinken oder einem Würstchen, sowie ein oder zwei Scheiben Brot und Kaffee. Zu Mittag wählt er gern einen grünen Salat mit Tomaten und gebratenem Geflügelfleisch, sowie ein Glas Wein. Am Abend versucht er dann, die Kohlenhydrataufnahme so gering wie möglich zu halten: Ein Stück gegrilltes Fleisch mit Salat oder Gemüse und ein Glas Wein. Auch wenn Charlie auf Süßes leichten Herzens verzichtet, so ißt er Kartoffeln für sein Leben gern. Da wird er öfter einmal schwach, wie er zugibt. Nudeln stellen ein kleineres Problem dar, die gibt es höchstens einmal in drei Wochen. Seine Frau und er gönnen sich aber mehrmals im Jahr ein üppiges Frühstück mit süßen Pfannkuchen.

Charlie schätzt seinen Erhaltungs-Level an Kohlenhydraten (die Menge, die man laut Atkins verzehren kann, ohne zuzunehmen; sie wird durch Ausprobieren herausgefunden) auf 60-80 g pro Tag. Wenn er Gewicht zulegt, schränkt er den Kohlenhydratverzehr ein, bis er die zusätzlichen Pfunde wieder los geworden ist. Er hat seine Ernährung nie mit einem Arzt abgesprochen; trotzdem fühlt er sich fit und gesund. Seine einzige Sorge ist, durch den hohen Fleischverzehr womöglich zu viele gesättigte Fette aufzunehmen. Gern würde er öfter Fisch essen, doch gute Ware ist an seinem Wohnort weit abseits der Küsten nicht einfach aufzutreiben.

Wenn man ihn fragt, ob er bei der kohlenhydratarmen Ernährung bleiben möchte, weist er mit einem Lächeln darauf hin, sich schon den größten Teil seines Lebens daran gehalten zu haben und mit den Ergebnissen sehr zufrieden zu sein. Daß er seinem Beruf, wie man anerkennen muß, im Lager des Feindes nachgeht – der verführerischen Welt des Brotes – und standhaft bleibt, das ist schon außergewöhnlich.

tägliche Aufnahme etwa 200 mg pro Tag, dazu kommen etwa 20 mg, die in Gehirn, Leber und Nieren synthetisiert werden. Bei einer fett- oder fleischarmen Ernährung muß allerdings von einer deutlich geringeren Versorgung mit L-Carnitin ausgegangen werden. Robert Crayhon schätzt die Zufuhr in der Steinzeit dagegen auf 500-2000 mg pro Tag und empfiehlt, daß auch die heutige L-Carnitin Versorgung in dieser Höhe erfolgen sollte. Bei einer Diät rät er sogar zu 1000-4000 mg pro Tag. »Eine Ursache von Fettleibigkeit«, so Crayhon, »ist stets ein Mangel an L-Carnitin.«

Doch die optimale Dosis L-Carnitin allein hilft wenig; es müssen auch genügend Omega-3 Fettsäuren vorhanden sein. Crayhon weist darauf hin, daß die Omega-3 Fettsäuren bei einer Diät in großer Menge verbraucht werden. Ohne eine erhöhte Zufuhr dieser wichtigen Fette kommt es schnell zu einer Wiederzunahme des verlorenen Gewichts. Und bei der nächsten Diät fällt das Abnehmen noch schwerer, da nun ein ernster Mangel an Omega-3 Fettsäuren besteht; so wird der Stoffwechsel gebremst und die Insulinempfindlichkeit vermindert. Kommt Ihnen das bekannt vor? Definitiv ein Stück des Puzzles, welches das Scheitern meiner vielen Diäten erklärt. Seit ich das weiß, will ich auf Leinöl und L-Carnitin nicht mehr verzichten.

Wie Crayhon ausführt, wird für die Einleitungsphase der Atkins-Diät mehr L-Carnitin benötigt; das erlaubt in der Ketose eine bessere Umwandlung von Protein in Blutzucker. So kann man auch den manchmal auftretenden Begleiterscheinungen wie Kopfschmerzen oder Mattigkeit entgegenwirken. Wer unter Diabetes leidet, ist laut Crayhon ebenfalls betroffen: Dann liegen erfahrungsgemäß niedrige L-Carnitinspiegel vor, da viel davon mit dem Urin ausgeschieden wird. Die Nahrungsergänzung mit L-Carnitin ist entscheidend für eine erfolgreiche Behandlung der Zuckerkrankheit.

Die Bestimmung eines L-Carnitin-Mangels ist nicht einfach, doch da L-Carnitin keine Nebenwirkungen hat und nicht giftig ist, empfiehlt sich die vorbeugende Einnahme als Nahrungsergänzung. Man beginnt mit 500 mg pro Tag; diese Dosis kann nach Robert Crayhon bis auf höchstens 4000 mg täglich erhöht werden. Die Tagesdosis wird aufgeteilt und zumeist eine Portion vor dem Frühstück und eine vor dem Mittagessen eingenommen, jeweils mit einem Eßlöffel Leinöl oder einer anderen Quelle für Omega-3 Fettsäuren.

L-Carnitin ist in der Regel als L-Carnitintartrat im Handel; trotz in den letzten zehn Jahren gefallener Preise ist es immer noch nicht billig. Sie erhalten es in Europa am günstigsten als Nahrungsergänzung für Sportler. In Apotheken wird es wegen der Pharmaqualität (die aber nur Sinn ergibt, wenn das Carnitin injiziert werden soll) meist deutlich teurer angeboten. Eine weitere Form, das Acetyl-L-Carnitin, ist in den USA sehr populär und wird auch vereinzelt bei uns angeboten. Diese Form des L-Carnitins soll den Spiegel von Acetylcholin, einem Neurotransmitter im Gehirn erhöhen, wichtig für Lernvermögen und Erinnerung. (Daher wird es zu einem deutlich höheren Preis verkauft. Bei der Verstoffwechselung des »normalen« L-Carnitintartrats entsteht im Körper ebenfalls Acetyl-L-Carnitin; man kann deshalb ruhig diese günstige Variante wählen. d.Ü.)

Robert Crayhon empfiehlt darüber hinaus, die Wirkung von L-Carnitin durch die Einnahme von CoEnzym Q-10 (muß mit etwas Öl oder Fett zusammen verzehrt werden) und Magnesium zu unterstützen. Q-10 ist eine sehr teure Nahrungsergänzung, in Apotheken erhältlich; 10-30 mg pro Tag sollten ausreichen. Gut resorbierbare Formen von Magnesium erhalten Sie zu moderaten Preisen in der Apotheke.

2.6 Verbesserte Insulinwirkung

Vanadylsulfat ist ein preisgünstiges Spurenelement-Präparat, das in den USA von vielen Leuten eingesetzt wird, vor allem von Diabetikern und Sportlern. Es hilft, den Blutzucker in Schach zu halten, indem es den Glukosehaushalt des Körpers unterstützt; dabei senkt es auch erhöhten Blutdruck. Dies geschieht, weil Vanadylsulfat, ähnlich wie Insulin, den Zellen die Aufnahme des im Blut zirkulierenden Zuckers erleichtert. Zumindest in der Theorie kann es dem Zuckerkranken helfen, den Bedarf an Insulin zu senken. Sowohl die Eades, als auch Dr. Atkins haben Vanadylsulfat bei ihren Patienten eingesetzt.

Es wurden auch Vermutungen geäußert, die Einnahme von 20 mg Vanadylsulfat etwa eine halbe Stunde vor dem Verzehr von etwas Süßem könnte die
überschießende Insulinreaktion (und die Speicherung des Blutzuckers als
Körperfett) vermindern, die sonst unweigerlich darauf folgt. Andere Wissenschaftler sehen im Vanadylsulfat sogar die »Pille danach«: Selbst nach
dem Verzehr von Süßigkeiten soll es seine Wirkungen noch entfalten.

Dr. Atkins weist darauf hin, daß die tägliche Dosis Vanadylsulfat 30 mg
nicht überschreiten soll; bei höheren Dosierungen wachse die Gefahr von
Nebenwirkungen. Einige Experten warnen gar vor einer Nierenschädigung
durch die Substanz. Deshalb wird Diabetikern die Einnahme in Zyklen angeraten; einen Monat mit Vanadylsulfat, gefolgt von einem Monat ohne.

Dr. Julian Whitaker vertritt eine andere Meinung: Er weist darauf hin,
daß der Hinweis auf die Giftigkeit des Vanadylsulfats von einer einzelnen
Studie herrührt, deren Ergebnisse niemals bestätigt wurden. Dr. Whitaker
hat Tausenden seiner Patienten bis zu 150 mg Vanadylsulfat pro Tag verabreicht, ohne das Probleme auftraten.

Wirkt das Vanadylsulfat wirklich so gut? Bislang ist sich die Wissenschaft
noch nicht einig, doch ich habe es immer dabei. Ich nehme es nur selten ein,
sondern sehe es eher als eine Art Versicherung.

Vanadylsulfat war in Deutschland, Österreich und der Schweiz viele Jahre
als Nahrungsergänzung für Sportler rezeptfrei im Handel. Mittlerweile ist
der freie Vertrieb aus den üblichen fadenscheinigen Gründen untersagt – ein
Narr, wer Böses dabei denkt! Hinweise zum Import von Nahrungsergänzungen und Medikamenten finden Sie im Anhang 1 dieses Buches.

2.7 Verbesserte Blutfettwerte

Obwohl Fett auf lange Sicht kein Problem für die Anhänger einer kohlenhydratarmen Ernährung darstellt, kann es durchaus unerwünschte, kurzfristige Wirkungen haben – etwa nach einem reichhaltigen Essen. Das Blut

Kauen Sie gut

Wie schon die ersten Astronauten mit ihrer Tubennahrung feststellen mußten: Ohne zu kauen wird man nicht satt. Bei Ihrer Diät können Sie sich diesen Umstand zunutze machen: Greifen Sie zu zuckerfreiem Kaugummi, wenn Sie zwischen den Mahlzeiten Hunger verspüren. Damit vertreiben Sie nicht nur das Hungergefühl, sondern verbrennen auch zusätzliche Kalorien. Eine Untersuchung der Mayo-Klinik ergab: Wer eine halbe Packung zuckerfreien Kaugummi 30 Minuten lang kaut, erhöht seine Stoffwechselrate um 19 %.

füllt sich mit Triglyzeriden; dem »New England Journal of Medicine« nach erhöht sich dadurch bei einem bereits vorgeschädigten Herz-Kreislaufsystem die Gefahr eines Herzinfarkts. Die Fette beeinflussen – vorübergehend – auch die Adernwände: Der Blutfluß in den Arterien wird so vermindert. Dr. Gary Plotnick von der Medizinischen Fakultät der Universität von Maryland hat herausgefunden, daß die Bildung von Triglyzeriden unterbunden wird, wenn eine Stunde vor dem Festmahl eine hohe Dosis Antioxidantien eingenommen wird: 1000 mg Vitamin C, zusammen mit 800 mg Vitamin E. Dieses natürliche »Fettblocker«-Duo wäre demnach für die Weihnachtsfeiertage zu empfehlen oder für andere Gelegenheiten, wo ebenfalls ausgiebig geschlemmt wird.

Eine nachfolgende Untersuchung der Universität von Maryland ergab, daß man dem durch Triglyzeride gestörten Blutfluß nach einer reichhaltigen Mahlzeit auch durch grünen oder schwarzen Tee entgegenwirken kann – beide Getränke enthalten starke Antioxidantien. Die Kalorien vermag leider keine der beiden Methoden unschädlich zu machen.

2.7 Verbesserte Blutfettwerte 65

2.8 Sportliches Training

(d.Ü.) Wenn Sie ein regelmäßiges Sportgramm beginnen möchten, eröffnen sich viele Möglichkeiten. Ganz gleich wie hoch Ihr Ausgangsgewicht liegt: Sie können sofort mit dem Spazierengehen beginnen und sich dann steigern, indem Sie – unter Einsatz der Arme – forcierter gehen, neudeutsch »Walking« genannt. Als weitere Steigerung können Sie Ski-Stöcke einsetzen und das sog. »Nordic Walking« ausführen. Auch Schwimmen ist eine sehr zu empfehlende Aktivität; der Auftrieb im Wasser schont bei stark Übergewichtigen die ohnehin strapazierten Gelenke.

Das billigste und einfachste Training (neben dem Spaziergang), das außer leichter Kleidung und einer Flasche Wasser keine weitere Ausrüstung erfordert, ist das Treppensteigen. Wenn Sie in einem mehrgeschossigen Haus wohnen, um so besser. Ansonsten suchen Sie sich ein hohes öffentliches Gebäude, begeben sich in das Treppenhaus und fangen an. Überfordern Sie sich zu Anfang nicht, sondern nehmen Sie sich Zeit (wir wollen uns nichts vormachen – Treppensteigen ist ein wirklich harter Sport). Wenn Sie außer Atem geraten, setzen Sie sich kurz hin, um zu verschnaufen und trinken Sie reichlich. Sie können sich leicht steigern, indem Sie sich vornehmen, bei jeder Trainingseinheit ein halbes Stockwerk mehr zu schaffen. Wenn Sie oben angelangt sind, kann das Training auf einen zweimaligen Aufstieg ausgerichtet werden, oder Sie suchen sich ein neues Objekt für Ihren Sport.

Es gibt wirklich viele Möglichkeiten, sich sportlich zu betätigen, ohne viel Geld dafür aufwenden zu müssen. Eine weitere – wenn auch nicht kostenlose – möchte ich Ihnen noch ans Herz legen: Werden Sie Mitglied in einem Fitneß-Studio oder schaffen Sie sich einen Satz Hanteln für das Training daheim an.

Die Amerikaner können es nicht glauben, welch einen geringen Stellenwert das Training mit Gewichten bei uns einnimmt: Sie lernen den Kraftraum schon in der Schule kennen. Gewichtstraining ist nicht nur für die Nationalsportart »American Football« erforderlich. Auch in der Leichtathletik kommt man in den USA nicht ohne aus. In Europa dagegen wird das Krafttraining von den »Experten« oft mit einer abwertenden Handbewegung abgetan. Sie sollten sich diese »Experten« einmal näher ansehen. Die eine Hälfte von ihnen hätte Sport ebenso nötig, wie Sie selbst; diese Leute wollen Sie zumeist mit lächerlichen Betätigungen wie Ballwerfen, Gymnastik und anderen, wenig schweißtreibenden Aktivitäten unterfordern. Die andere Hälfte erscheint schon schlanker und weiß überschwenglich von den Vorzügen der Trend-Sportarten zu berichten. Doch einmal ehrlich: Muß man sich, um abzunehmen, wirklich auf einen Marathon vorbereiten, in lustigen Kostümen Rollerbladen oder für das Straßen-Radfahren bzw. Mountain-Biking teure Gerätschaften erstehen? Verstehen Sie mich nicht falsch; wenn Sie davon überzeugt sind, das Richtige gefunden zu haben – dann lassen Sie sich nicht davon abbringen. Ich wünsche Ihnen von Herzen Erfolg. Wenn Sie aber nicht ganz sicher sind, dann lohnt es sich, andere Möglichkeiten ins Auge zu fassen.

Zurück zum Krafttraining: Es ist einfach zu erlernen, erfordert nur einen geringen Zeitaufwand und bietet den Vorteil der schnellen Fortschritte. Selbst stark Übergewichtige kommen damit zurecht. Die Gewichte können dem Leistungsstand angepaßt werden und es kann aus einer Vielzahl von gelenkschonenden Übungen gewählt werden. Die Vorteile des Gewichtstrainings liegen auf der Hand: Sie trainieren Ihre unterforderte Muskulatur, die auf den Trainingsreiz dankbar reagiert und wächst. Je stärker Ihre Muskeln werden, desto besser stützen sie den Bewegungsapparat; damit verschwinden viele lästige Probleme (Rückenschmerzen). Gleichzeitig sind Muskeln aktives Gewebe; je mehr Muskulatur Sie besitzen, desto mehr Kalorien werden verbraucht, selbst wenn Sie nur auf dem Sofa sitzen und fernsehen.

Ist die Low-Carb Ernährung an sich schon ein Segen für alle, die abnehmen wollen – in Verbindung mit Krafttraining entfalten sich noch ganz andere Synergieeffekte: Die durch das Training geforderten Muskeln sind begierig, Kohlenhydrate einzulagern; damit ist für einen anhaltend niedrigen

2.8 Sportliches Training 67

Sport ist Mord?

Obwohl man von allen Seiten hört, wie vorteilhaft eine moderate sportliche Betätigung sein soll – Sie werden damit weder Fett verlieren, noch länger leben. Wie eine 1999 veröffentlichte Studie betont, hilft ein moderates Training nicht beim Abnehmen. Sport ist obendrein anstrengend und schweißtreibend, warum sollten wir uns also darauf einlassen? Hier sind andere gute Gründe...

· Nach einer Trainingseinheit verbessert sich die Insulinempfindlich-keit bis zu 24 Stunden lang. In dieser Zeit kann es sich der Körper leisten, weniger des fettspeichernden Hormons herzustellen, einfach weil es stärker wirkt.

· Bei Diabetikern verbessert regelmäßiges Training die Blutzucker-werte.

· Sie fühlen sich besser, lebendiger und jünger.

· Die Spiegel der gefährlichen Blutfette sinken und das »gute« HDL-Cholesterin nimmt um bis zu 20 % zu.

· Im Training wird der Stoffwechsel angekurbelt und wie ein Schwungrad läuft er noch einige Zeit nach; so werden mehr Kalorien verbrannt.

· Der Blutfluß in alle Körpergewebe wird verbessert, bei regelmäßiger sportlicher Betätigung werden sogar neue Kapillargefäße gebildet.

· Neben einer kohlenhydratarmen Ernährung ist Sport so ziemlich die einzige Möglichkeit, um die Ausschüttung von Glukagon anzu-regen. Dieser Gegenspieler des Insulins ist für die Fettverbrennung zuständig.

· Sie können Streß besser verarbeiten und Sie schlafen besser.

· Die mentalen Funktionen werden gefördert: Aufmerksamkeit und Kreativität nehmen leicht zu.

68   *Living Low-Carb – Leben ohne Kohlenhydrate*

- Mehr als 95 % der Menschen, die erfolgreich abgenommen haben, treiben regelmäßig Sport (so das Bundesamt für Gewichtskontrolle in den USA).
- Ihr Homocystein-Spiegel sinkt, damit wird eine weitere Gefahr für das Herz-Kreislaufsystem verringert.
- Wenn Sie einmal achtzig Jahre alt sind, so Dr. Kenneth Cooper, und nie Sport getrieben haben, dann sind Sie mit Sicherheit bettlägerig. Wer dagegen immer ein aktives Leben geführt hat, ist auch im hohen Alter fit.
- Zu guter Letzt: Sie haben besseren Sex.

Blutzuckerspiegel gesorgt. Zusammen mit einer kohlenhydratarmen Ernährung wird sehr schnell eine ketogene Stoffwechsellage und damit ein guter Fettabbau erzielt. Gleichzeitig ergänzen sich die durch das Krafttraining angeregten Hormonspiegel und die positiven hormonellen Veränderungen, welche die Low-Carb Ernährung auslöst. Damit wird der Stoffwechsel quasi auf »Aufbau« programmiert, was auch meßbar ist: Die Testosteronwerte steigen (was sowohl den Fettabbau, als auch den Aufbau von Muskelmasse und Knochensubstanz unterstützt). Die Spiegel der Streßhormone dagegen fallen (damit steigt sowohl die Streßtoleranz als auch die Immunfunktion). Täuschen Sie sich in Einem nicht: Sport ist nicht gleich Sport – intensiv betriebene Ausdauersportarten führen zwar ebenfalls zu einem Gewichtsverlust, doch wird dabei stets auch Muskulatur abgebaut; das führt zu einem gegensätzlich ausgerichteten Hormonprofil.

Schon mit einem normalen Trainingsprogramm, daß Ihnen zwei- oder dreimal pro Woche 45-60 Minuten abverlangt, stellen sich nach wenigen Wochen diese positiven Effekte ein. Wenn Sie dem Gewichtstraining treu bleiben und sich weiter kohlenhydratarm ernähren, dann werden Ihre Gewichtsprobleme schon bald Schnee von gestern sein. In den Fitneß-Studios der USA findet man übrigens alle Altersgruppen und Gewichtsklassen vereint. Gewichtstraining entwickelt sich dort immer mehr, gerade wegen der gesundheitlichen Vorteile, zum Volkssport. Und keine Angst vor »zuviel Muskeln«: Für die Figur eines männlichen oder weiblichen Wettkampfbodybuilders müssen Sie zehn bis 15 Jahre lang sehr intensiv trainieren. Einem solch strengen Reglement, wie dafür gefordert, unterwerfen sich die wenigsten Kraftsportler.

Mit einem korrekt durchgeführten Krafttraining nehmen Sie aber nicht nur schnell ab: Sie fühlen sich stärker und zufriedener, Sie sehen besser aus und auch Ihr Herz-Kreislaufsystem wird gefordert; tatsächlich unterscheiden sich die positiven Wirkungen des Krafttrainings auf das Herz-Kreislaufsystem kaum von denen eines moderat durchgeführten Ausdauertrainings. Und wenn Sie jetzt immer noch Bedenken haben, ein Sportstudio aufzusuchen, weil Sie vielleicht glauben, die anderen Kraftsportler würden sich über Ihre Figur lustig machen – die Sorge können Sie sich sparen. Niemand weiß besser, wie gut man mit Krafttraining abnimmt, als diese Leute. Im Gegenteil, wenn Sie sich an die Gewichte begeben, dann sind Ihnen anerkennende Blicke sicher.

Wenn Sie nicht regelmäßig trainieren, verlieren Sie Jahr für Jahr ein wenig mehr von Ihrer Muskulatur sowie von Ihrer Herz- und Lungenfunktion.

2.9 Kohlenhydrate zum Frühstück

Eine Theorie besagt, daß die Insulinrezeptoren durch die lange nächtliche Nüchternphase am Morgen empfindlicher sind, daher könne man sich zum Frühstück durchaus einige Kohlenhydrate gönnen. Obwohl von der Wissenschaft noch nicht bestätigt, scheint es bei vielen Menschen zu funktionieren. Das bedeutet also ein Glas Fruchtsaft, besser noch ein Stück Obst oder eine

70   *Living Low-Carb – Leben ohne Kohlenhydrate*

Scheibe Toast – was immer Ihnen zusagt. Wenn Sie zum Frühstück nicht mehr als 20 g Kohlenhydrate verzehren, sollten sich bei einer Diät keine Nachteile hinsichtlich Gewichtsverlust oder Gesundheit einstellen.

Der Morgen ist also die beste Zeit, den Versuchungen – in Maßen – nachzugeben. Im Sommer erlaube ich mir an den Wochenenden einen gebutterten Maiskolben zum Frühstück, serviert mit Schinken oder gebratenem Speck. Davon habe ich nie zugenommen. Wenn es Sie nach einer Scheibe Wassermelone verlangt, einer kleinen Waffel, einem halben Brötchen oder sogar einer (kleinen) Kugel Eiscreme – dann essen Sie es zum Frühstück. Doch immer nur eine dieser Köstlichkeiten, zwei davon liefern einfach zuviele Kohlenhydrate.

Denken Sie daran, die Kohlenhydrate stets mit etwas Protein zu verzehren, um deren Übertritt ins Blut zu verzögern; dann steigt der Insulinspiegel nicht so stark an und das Verlangen nach mehr Kohlenhydraten sollte sich in Grenzen halten. Falls Ihnen das nicht gelingt und das süße Frühstück dazu führt, daß Sie danach an nichts anderes als an noch mehr Süßes denken können, dann nehmen Sie lieber Abstand davon. Das kurze Vergnügen ist den Ärger nicht wert.

2.10 Entlasten Sie Ihre Leber

Während bei uns die Sorge um die Gesundheit vor allem mit dem Herzen verknüpft wird, ist es bei den Franzosen die Leber, um die man sich sorgt. Diese Befürchtung ist nicht so einfach von der Hand zu weisen, wenn man betrachtet, was die Leber alles leisten muß:

· Sie filtert pro Minute die Gifte aus zwei Litern Blut,
· regelt den Kohlenhydrat- und Proteinstoffwechsel,
· steuert die Hormone,
· verarbeitet den Blutzucker und lagert ihn als Glykogen ein,
· emulgiert die Fette und sorgt für deren Ausscheidung.

All diese Funktionen sind nicht nur bei einer Diät besonders wichtig, sie dienen auch unserem Wohlbefinden. Wenn die Leber nicht optimal arbeitet – und keine Blutuntersuchung uns darüber aufklärt – dann merken wir nichts davon, bis schließlich ein gravierendes Problem vorliegt. Wenn, wie bei mir, die Gallenblase entfernt wurde, muß man der Leber besondere Aufmerksamkeit schenken. Schließlich muß sie die Fettverdauung nun allein übernehmen.

Falls es mit dem Abnehmen nicht so klappt, wie erwartet, kann die Leber schuld sein. Wenn sie nicht richtig arbeitet, werden die im Stoffwechsel anfallenden Gifte nicht vollständig ausgeschieden. Um den Körper zu schützen, bindet die Leber die Gifte jetzt zunehmend an Fette. Diese Fette werden eingelagert; die Leber scheidet deshalb weniger Fette aus. Sie können essen was Sie wollen – ohne eine gut funktionierende Leber werden Sie nicht abnehmen. Wird die Leber schließlich – durch eine Diät, Medikamente oder beides zusammen – gereinigt, gelangen die freigesetzten Fette und Gifte in den Blutkreislauf. Deshalb muß viel getrunken werden, um die Ausscheidung dieser Gifte zu erleichtern.

Eine überlastete Leber schmerzt nicht und die unklaren Symptome werden leicht anderen Beschwerden zugeordnet: Die Augen wirken nicht mehr klar und glänzend, die Haut kann trocken erscheinen und jucken, man fühlt sich schnell erschöpft, hat weniger Lust auf Sex, Auto-Immunkrankheiten können auftreten, ebenso wie erhöhter Blutdruck und Gewichtszunahme. Um die Augen können sich kleine, fettgefüllte gelbe Hautkörnchen bilden. Auch ein starkes Verlangen nach Süßem, Verstopfung, Depressionen, schwankende Blutzuckerspiegel, Mundgeruch und übermäßiges Schwitzen können auf eine Lebererkrankung hinweisen. In diesen Fällen können die Leberenzyme leicht erhöht sein, aber immer noch im normalen Bereich.

Wenn Ihnen diese Symptome bekannt vorkommen, können Sie wählen: Sie können Ihre Ernährung umstellen oder die kohlenhydratarme Diät beibehalten, aber Präparate zur Unterstützung der Leber einnehmen.

72   *Living Low-Carb – Leben ohne Kohlenhydrate*

Eine spezielle Leberdiät ist für Low-Carber nicht einfach durchzuführen, da in der Regel der Fettverzehr stark eingeschränkt werden muß, ebenso oft werden Fleisch und Milchprodukte vom Speiseplan gestrichen. Allein mit Fisch, Gemüse und Obst – bevorzugt als Rohkost genossen – wird eine zufriedenstellende Ernährung schwer, doch nicht unmöglich. Der Gebrauch von Olivenöl zum Braten und für Salatdressings wäre ebenso anzuraten, wie eine regelmäßige Versorgung mit Omega-3 Fettsäuren über Leinöl und andere Nahrungsergänzungen (Fischölkapseln).

Reichliche Flüssigkeitszufuhr über Wasser oder Tee gehört auch dazu. Alkohol, Kaffee, Nikotin und andere Genußgifte sind strikt zu meiden; wenn Sie Medikamente einnehmen müssen, bitten Sie Ihren Arzt, diese auf eine mögliche Leberbelastung hin zu prüfen. Eventuell kann die Einnahme ausgesetzt werden oder es kann ein vergleichbares, aber weniger giftiges Präparat verwendet werden. Verbesserungen der Leberfunktion sind oft schon nach wenigen Wochen nachzuweisen, doch kann es, je nach Schwere der Erkrankung, durchaus länger dauern, bis das Organ wieder ordnungsgemäß funktioniert.

In weniger schweren Fällen einer Leberfunktionsstörung reicht oft schon der Einsatz von Nahrungsergänzungen oder Medikamenten. Produkte mit Auszügen der Mariendistel gelten als die stärksten und besten Medikamente für die Leber. Das Sylmarin aus dieser Pflanze wirkt als starkes Antioxidans. Es unterstützt nicht nur die Entgiftung der Leber, sondern regt auch das Wachstum neuer Leberzellen an. Hunderte von Studien haben die positiven Wirkungen der Mariendistel auf die Leber nachgewiesen. Für eine Kur werden zwei Monate lang dreimal täglich 80 mg Sylmarin eingenommen. Danach kann eine Erhaltungsdosis von einmal 80 mg pro Tag verordnet werden. Kehren die Leberbeschwerden wieder, so kann die Kur mit Mariendistel wiederholt werden. Hochwertige, standardisierte Präparate – jede Kapsel enthält die gleiche Menge Sylmarin – sind in der Apotheke zu bekommen.

Aminosäuren, in Reinform eingenommen, können ebenfalls den Leberstoffwechsel fördern. Das nebenwirkungsfreie L-Ornithin wird in Dosierungen von 2-5 g pro Tag schon länger für diesen Zweck eingesetzt. Am günstigsten ist es als Sporternährungsmittel zu beziehen; in der Apotheke ist das klassische, aber teurere Hepa-Merz Granulat fertig portioniert erhältlich.

2.11 Mit Wasser besser abnehmen

Wir alle hören stets, daß wir viel Wasser trinken sollen, nicht aber, warum das so wichtig ist. Als ich begann, viel zu trinken, verspürte ich häufig ein Völlegefühl und fürchtete nichts mehr, als irgendwann an einem Ort ohne Toilette zu stranden. Dr. Donald Robertson aus Phoenix, ein anerkannter Spezialist für Übergewicht, hat mich über die Bedeutung einer hohen Flüssigkeitszufuhr aufgeklärt.

Wer viel Wasser trinkt, reinigt Leber und Nieren besser, verringert das Risiko, an Morbus Alzheimer zu erkranken (viele Patienten, die an diesem unaufhaltsamen Gedächtnisverlust leiden, haben zu wenig getrunken) und nimmt besser ab – von der verbesserten Ausscheidung der durch vermehrten Fettabbau freigesetzten Gifte und Ketone ganz zu schweigen.

Unser Körper besteht zu 72 % aus Wasser, das Gehirn sogar zu 85 %. Ein Flüssigkeitsmangel (Dehydration) beeinträchtigt das Gehirn zuerst; übliche Anzeichen sind Reizbarkeit, Launigkeit, Kopfschmerzen, Rückenschmerzen und Müdigkeit. Wenn Sie sich also »komisch« fühlen, sind Sie vermutlich einfach nur durstig. Andauernder Flüssigkeitsmangel führt zu Schwindel, Muskelkrämpfen, Übelkeit, Durchfall und Verwirrtheit. Wer ständig zu wenig trinkt, läuft überdies Gefahr, Nierensteine oder sogar einen bleibenden Nierenschaden zu entwickeln.

Nach Dr. Robertson müssen pro Tag mindestens vier Liter getrunken werden, sonst fühlt sich der Körper genötigt, Wasser zu speichern. Erst wenn ihm dieser wichtige Nährstoff überreichlich zur Verfügung steht, wird der

Durchbruch (»Breakthrough Point«) erreicht und die Gewichtsabnahme eingeleitet; so das Konzept von Dr. Peter Lindner, einem Experten für Übergewicht aus Kalifornien. In diesem Zustand stoppt der Körper die Wasserspeicherung und erlaubt die vermehrte Ausscheidung von Flüssigkeit. Gleichzeitig funktionieren die Drüsensysteme des Körpers besser, es wird vermehrt Fett zur Energiegewinnung eingesetzt und das Hungergefühl läßt nach. Schon bald stellt sich das natürliche Durstgefühl wieder ein, so daß man sich nicht mehr zum Trinken zwingen muß.

Am besten gewöhnen Sie sich an, morgens nach dem Aufstehen zwei große Gläser Wasser zu trinken. Bis zum Frühstück sollten Sie noch ein Glas getrunken haben. Wenn Sie alle drei Gläser innerhalb von 30 Minuten zu sich nehmen, sollte die Flüssigkeit ihren Körper in 90 Minuten passiert haben; so verlassen Sie das Haus nicht, ohne die Toilette aufgesucht zu haben. Mittags sollten Sie dasselbe tun: Trinken Sie drei Gläser Wasser in 30 Minuten. Zwischen fünf und sechs Uhr abends trinken Sie wieder drei Gläser. So müssen Sie am späten Abend nicht mehr soviel zuführen und können eine ungestörte Nachtruhe genießen. Zusammen mit Kaffee, Tee und ein oder zwei Gläsern Wein erreichen Sie auf diese Weise leicht eine Zufuhr von mehr als vier Litern Flüssigkeit pro Tag. (Entgegen der früher häufig geäußerten Meinung zählen Kaffee und Tee ebenfalls als »Flüssigkeit«. Das Problem eines diuretischen Effekts, sprich Flüssigkeitsverlusts durch diese Getränke würde bei der geforderten Wassermenge pro Tag ohnehin nicht mehr ins Gewicht fallen. d.Ü.)

Reichen neun große Gläser (0,3 l) Wasser aus? Natürlich brauchen Sie bei sehr heißem Wetter mehr Flüssigkeit, ebenso wenn Sie viel Sport treiben. Überdies müssen Sie für jeweils 12 kg Übergewicht noch ein Glas dazurechnen. Kaltes Wasser wirkt am besten, so Dr. Robertson.

Wenn Sie beim Abnehmen ein Plateau erreicht haben und das Gewicht trotz strenger Diät nicht weiter nach unten geht, dann werden Sie sich wundern, was mit soviel Flüssigkeit möglich wird. Eine Einschränkung muß allerdings gemacht werden: Wenn Sie unter grünem Star (Glaukom, eine Augenerkrankung) leiden, sollten Sie innerhalb kurzer Zeit nicht übermäßig trinken. Zwei Gläser in einer Viertelstunde wären schon zuviel. Über den Tag verteilt, dürfen Sie trotz eines Glaukoms reichlich Wasser trinken, nur nicht so viel auf einmal, sonst steigt der Druck im Augeninneren kurzfristig zu stark an.

*

3. KAPITEL

MASSNAHMEN FÜR DEN NOTFALL

3.1 Wenn Sie es vermasseln

Jeder wird irgendwann schwach und gönnt sich eine Mahlzeit mit vielen Kohlenhydraten; manche von uns sogar ziemlich oft. Falls keine ernsten gesundheitlichen Probleme vorliegen, fällt es nicht einmal schwer, sich vorzumachen, man müsse sich gar nicht quälen. So wie es nichts ausmacht, 'mal einen über den Durst zu trinken und sich völlig daneben zu benehmen. Das Leben ist ohnehin zu kurz, man muß es einfach genießen, da darf man ja wohl 'mal etwas Richtiges essen.

Nun, wenn Sie es vermasseln, entgleitet Ihnen auch die Kontrolle über Ihren Körper: Sie speichern sofort Wasser, um die Kohlenhydrate einlagern zu können – viel Wasser. Kohlenhydrate veranlassen die Nieren nämlich umgehend, Wasser und Salz zurückzuhalten. Sie fühlen sich müde, antriebslos, depressiv und spüren instinktiv, das Sie sich nichts Gutes getan haben. Sie fühlen sich wie im Nebel und können sich nicht mehr konzentrieren.

Ein weiterer Umstand darf ebenfalls nicht unerwähnt bleiben: Kohlenhydrate machen nicht nur dick, sie führen auch zu Blähungen. Schon wenn Sie einige Tage lang wenig Kohlenhydrate zuführen, fährt der Körper die Produktion der für Ihre Verdauung notwendigen Enzyme zurück. Die nun schlechter verdaulichen Kohlenhydrate lösen mehr oder weniger starke Blähungen aus.

Wenn man erst einmal schwach geworden ist, fällt es auch leicht, weiter falsch zu essen. Sie fühlen sich so miserabel, daß Ihnen der durch Kohlenhydrate verursachte Serotoninausstoß – wenn auch nur vorübergehend – Erleichterung verschafft. (Serotonin ist eine hormonähnliche Substanz, die verschiedene Organe beeinflußt; vor allem löst sie ein angenehmes und beruhigendes Gefühl aus. Der »suchterzeugende Charakter« der Kohlenhydrate wird unter anderem auf diese Serotoninwirkung zurückgeführt). Falls Sie länger als zwei Tage kohlenhydratreich essen, enthält Ihr Blut übrigens viel mehr Fett, als wenn Sie sich fettreich ernähren würden – Ihre Leber produziert jetzt große Mengen gefährlicher Triglyzeride.

Deshalb sollten Sie nach einem Ausrutscher unbedingt innehalten. Dann bleibt der Schaden in engen Grenzen und Sie finden Ihr Gleichgewicht schnell wieder. Wenn Sie aber die Kontrolle vollkommen verlieren und mehrere Tage oder gar Wochen viele Kohlenhydrate verzehren, dann sollten Sie wissen, daß Sie schnell an Gewicht, vor allem aber an Fett zulegen werden. Die Pfunde, die Sie zuvor verloren hatten, waren überwiegend Fett, doch auch Muskelmasse war dabei. Diese kann nicht so schnell ersetzt werden, wie sich Fett speichern läßt; wenn Sie Ihr altes Gewicht wieder erreicht haben, sind Sie deshalb fetter als zuvor.

Gut, Sie haben es vermasselt. Jetzt verschwenden Sie keine Zeit mit Selbsthaß oder Schuldgefühlen: Rückfälle gehören nun einmal dazu. Verordnen Sie sich sofort eine strenge Kohlenhydratbeschränkung, trinken Sie große Mengen Wasser und streichen Sie den Vorfall aus Ihrem Gedächtnis. Eine kohlenhydratreiche Mahlzeit wird keine Auswirkungen auf Ihr Gewicht oder Ihre Gesundheit haben. Mehr als eine solche Mahlzeit führt sofort zu einer beachtlichen Wasserspeicherung, doch dieser Zustand dauert nicht lange. Wenn Sie aber mehrere Tage lang Kohlenhydrate verzehren, wie früher – das wirft Sie weit zurück: Ihre Insulinempfindlichkeit nimmt ab,

Sie schütten bei jeder Mahlzeit mehr Insulin aus und Ihre Fettzellen werden wieder gefüllt.

Wir wissen jetzt, daß wir alle durch Rückfalle gefährdet sind; da empfiehlt es sich doch, dafür gerüstet zu sein.

3.2 Geplante Nachsichtigkeiten

Es kann immer und überall passieren. In den Ferien, über Weihnachten, in den Flitterwochen oder ganz einfach, weil Sie für einige Tage von der Low-Carb Ernährung Abstand nehmen wollen. Um größeren Schaden zu verhüten, sollten Sie das aber umsichtig vorbereiten.

Als Erstes benötigen Sie Ihr Arsenal an geheimen Waffen. Selbst beim Kohlenhydratverzehr hilft es, eine Stunde vorher L-Carnitin einzunehmen. Wenn Sie über Vanadylsulfat verfügen, dann nehmen Sie es vor dem Essen. Sie können auch der Empfehlung von Barry Sears folgen, Kohlenhydrate mit Protein – etwa Nudeln mit Thunfischsauce – zu kombinieren, um den Blutzuckeranstieg und damit die Insulinausschüttung zu verlangsamen. Einige Diätprofis schwören auf diese Methode; Diabetikern muß aber davon abgeraten werden.

Versuchen Sie, die Ausnahmemahlzeit so früh wie möglich einzunehmen und wenn es sich einrichten läßt, treiben Sie danach Sport – ein forcierter Spaziergang, eine Trainingseinheit Treppensteigen oder eine andere anstrengende Tätigkeit wird einen Teil der Kohlenhydrate verbrennen. Trinken Sie viel Wasser, das brauchen Sie, um die Kohlenhydrate einzulagern – sonst wachen Sie vielleicht mitten in der Nacht mit einem ungeheuren Durst auf.

Nach Ihrem Ausflug kehren Sie gleich zur strengen Low-Carb Diät zurück. Im Gegensatz zu einem unwillkürlichen Schnitzer werden Sie feststellen, daß man bei einer geplanten Übertretung der Regeln jede Minute (und jeden Bissen) genießen kann. Und wenn Sie danach nicht der Meinung sind, daß es sich gelohnt hat – um so besser!

Larry (50)

Larry brach eines Tages zusammen. Er fiel aus allen Wolken, als ihm mitgeteilt wurde, er habe ein ernstes Herzleiden. Seine Blutfettwerte waren ein Desaster und zwei seiner Herzkranzgefäße zu 95 % blokkiert; für ihn wurde eine sofortige Ballondilatation angeordnet (die Ausdehnung der Blutgefäße mit Hilfe eines Ballons an der Spitze eines Katheters, so soll die Verengung beseitigt werden). Im Verlauf der Operation wurde die dritte Arterie – die letzte verbleibende Blutzufuhr zu seinem Herzen – durch eine Unachtsamkeit zerrissen, was eine sofortige Notfall-Bypass-Operation nötig machte. Larry hat es überlebt.

Wenn Ärzte krank werden, dann suchen sie den Rat von Kollegen. Larry ist ein angesehener Kinderchirurg; er wandte sich also an die Kardiologie-Experten und folgte ihren Anweisungen genau. Er begann mit einer fettarmen Diät. Als sich keine Erfolge einstellten, schränkte er den Fettverzehr immer weiter ein; zuletzt bis auf 2 % der täglichen Kalorien – ein unvernünftig niedriger Wert, an dem höchstens Dr. Dean Ornish (ein bekannter Low-Fat Guru der Achtziger) Gefallen gefunden hätte. Ein Jahr lang hielt Larry durch, doch mit der fettarmen Ernährung ging es ihm zusehends schlechter. Sein (gutes) HDL-Cholesterin fiel in ungeahnte Tiefen und die Spiegel der schlechten Blutfette blieben unverändert hoch. Er fühlte sich schrecklich, litt unter anhaltenden Kopfschmerzen und konnte nur noch an Essen denken.

Schließlich war Larry der Verzweiflung nah – er machte alles richtig, doch ihm ging es immer schlechter. Da beschloß er, Dr. Michael und Dr. Mary Dan Eades in ihrer Klinik anzurufen. Er wollte von ihnen wissen, ob ein Herzpatient das Risiko einer kohlenhydratarmen Diät eingehen dürfe, wie in ihrem »Protein Power«-Programm beschrieben. Die Eades konnten seine Befürchtungen ausräumen und seit drei Jahren ernährt Larry sich Low-Carb. Seine Blutfettwerte haben sich deutlich verbessert, er fühlt sich energiegeladen und fit und läßt keinen Zweifel daran, daß er für den Rest seines Lebens dabei bleiben wird. Er ist überzeugt davon, auf dem richtigen Kurs zu sein; obendrein schränkt ihn die kohlenhydratarme Ernährung nicht so stark ein, wie zuvor die fettarme Diät. Trotzdem brauchte er einige Zeit, bis er sich an den Low-Carb Lebensstil gewöhnt hatte. Zum Beispiel der Einkauf – seine Frau und er eilen heute schnurstracks zur Fleisch- und Fischtheke, danach statten sie der Gemüse-Ecke einen Besuch ab. In die anderen Bereiche des Supermarkts kommen sie nur noch selten. Beide haben etwa sechs Monate gebraucht, bis sie sich den Erfordernissen einer kohlenhydratarmen Ernährung angepaßt hatten, doch heute ist es zur Gewohnheit geworden.

Wie bei allen anderen, die sich Low-Carb ernähren, mußte sich auch Larry der Frage stellen, wie die Kohlenhydrataufnahme gestaltet werden soll. Seine Frau und er haben sich für Gemüse und einige Obstsorten entschieden, dabei beachten sie den Glykämie-Index. Beide versuchen, unter 100 g Kohlenhydraten pro Tag zu bleiben, doch Larry hat festgestellt: Je weniger Kohlenhydrate er verzehrt, desto besser geht es ihm und seinen Blutwerten. Er rät seinen Freunden, die sich ebenfalls Low-Carb ernähren, sich nach den Blutuntersuchungen zu richten. Fallen die Ergebnisse gut aus, hält er sich weiter an die Lebensmittel, die er zuvor gegessen hat. Sind sie schlechter, dann werden die Kohlenhydrate strenger kontrolliert und der Erfolg mit einer neuen Untersuchung bestätigt.

Larry achtet darauf, keine Trans-Fette zu verzehren (die besonders schädlich für das Herz sind) und jeden Tag mindestens 125 g Protein zu bekommen. Er treibt jetzt viel Sport, eine halbe Stunde Krafttraining und eine halbe Stunde Aerobics sechsmal in der Woche; da braucht er viel Protein. Er schwört auf kleine Zwischenmahlzeiten – einige Scheiben Putenwurst, mageren Schinken oder Nüsse. Sein Frühstück besteht aus zwei Eßlöffeln Haferkleie, zwei Eßlöffeln Leinsamen, 30 g Sojaprotein, etwas Süßstoff sowie genug Milch, um daraus einen Brei zu rühren.

Larry nimmt eine ganze Reihe von Nahrungsergänzungen ein, darunter Antioxidantien, Omega-3 Fettsäuren und insulinunterstützende Substanzen wie Vanadylsulfat.

Manchmal überkommt ihn immer noch das Verlangen nach Brot oder Kirschkuchen; doch er wird nur selten schwach, wie er beteuert: Er ist so froh, mit Low-Carb sein Leben und seine Gesundheit gerettet zu haben, daß ihm dieses Opfer leicht fällt.

3.3 Wie man schnell einige Pfunde los wird

Es gibt Situationen, da muß man sofort abnehmen – sei es für ein Klassentreffen, eine Hochzeit, eine wichtige Party oder andere Anlässe, bei denen Sie in Topform erscheinen wollen. So wird es gemacht:

Erhöhen Sie die Dosis von L-Carnitin und Omega-3 Fettsäuren. Trinken Sie auch mehr Wasser als sonst – verdoppeln Sie die Menge. Achten Sie darauf, ausreichend Protein zu verzehren, doch konzentrieren Sie sich dabei auf Fisch, Eier und Proteinshakes. Milchprodukte sollten strikt gemieden werden, auch Proteinpulver, die aus Milch hergestellt werden. (Unter Bodybuildern gilt es als ausgemacht, daß Milchprodukte die Haut dicker erscheinen lassen, deshalb verzichten sie vor Wettkämpfen darauf.) Verwenden Sie statt dessen Soja- oder Eiproteinpulver.

82   *Living Low-Carb – Leben ohne Kohlenhydrate*

Der Obstverzehr muß auf ein absolutes Minimum zurückgefahren werden, verzichten Sie auch auf Alkohol. Essen Sie weniger Nüsse und konzentrieren Sie sich auf Salat und grüne Gemüsesorten; Wurzel- und Strunkgemüse fallen ebenfalls weg. Mit diesen Maßnahmen haben Sie die Kohlenhydratzufuhr noch einmal drastisch eingeschränkt, das erleichtert das Abnehmen.

Sie können auch Ihre Kalorienzufuhr drosseln, doch sollte diese – je nach Körpergröße – bei Frauen zwischen 1.200 und 1.500 kcal. pro Tag liegen, bei Männern zwischen 1.500 und 1.800 kcal. pro Tag. Essen Sie nicht noch weniger, das wäre kontraproduktiv. Sie sollten lieber mehr Sport treiben, um die Fettverbrennung zu optimieren: Erhöhen Sie die Zahl der Trainingseinheiten oder fügen Sie Ihrem Sportprogramm morgens bzw. abends noch einen Spaziergang hinzu.

Bei der kohlenhydratarmen Ernährung ist der Stoffwechsel bereits auf Fettverbrennung programmiert. Mit noch weniger Kohlenhydraten bei angemessener Eiweißzufuhr, einer leichten Kalorienbeschränkung und einem ausgeweiteten Sportprogramm reagiert er mit einem Abbau von Körperfett. Das geschieht viel schneller und leichter, als Sie das vielleicht von früheren Crash-Diäten kennen. Trotzdem sollten Sie Ihre Notfall-Diät höchstens zwei Wochen lang durchführen. Wenn Sie sich länger zum Hungern zwingen, wird der Stoffwechsel verlangsamt, das wäre so ziemlich das Letzte, was Sie wollen. Das ausgeweitete Trainingsprogramm bei reduzierter Kalorienzufuhr bedeutet eine hohe Zusatzbelastung, die kurzfristig verkraftet wird. Dauert diese aber zu lange, stellen sich Übertraining und Muskelabbau ein. Nur wenn Ihre Notfall-Diät kein Dauerzustand wird, ist dagegen nichts einzuwenden.

3.4 Vitamine und andere Nahrungsergänzungen

Wer viele Bücher zum Thema Nahrungsergänzungen gelesen hat, der tendiert dazu, jeden Tag Dutzende von Pillen und Kapseln zu schlucken. Einige davon sind ohne Zweifel wichtig, andere fragwürdig und der Rest nutzlos. Das Problem liegt darin begründet, daß jene Leute, die sich mit Nahrungs-ergänzungen am besten auskennen, meist keine Ärzte sind. Sie verfügen nicht über die notwendige medizinische Ausbildung und sie verfolgen oft nicht weiter, wie die verordneten Substanzen beim Patienten wirken. Und die wenigsten von ihnen arbeiten mit Menschen, die eine Low-Carb Diät durchführen.

Die beiden Ausnahmen von der Regel sind Dr. Robert Atkins und Dr. Mary Dan Eades, die beide Bücher zum Thema veröffentlicht haben (»Dr. Atkins' Vita-Nutrient Solution« und der »Protein Power Lifeplan«; beide Titel sind bislang nicht auf Deutsch erschienen). Nahrungsergänzungen sind eine sehr persönliche Sache, da wäre es besser, einen Arzt aufzusuchen, der sich mit der kohlenhydratarmen Ernährung und den eventuell erfor-derlichen Zusatzpräparaten auskennt. In Deutschland, Österreich und der Schweiz sind solche Spezialisten leider noch schwer zu finden.

L-Carnitin, Vanadylsulfat und Co-Enzym Q-10 wurden zuvor schon erwähnt. Manche Autoren empfehlen immer noch die Nahrungsergänzung mit B-Vitaminen, da eine kohlenhydratarme Ernährung davon angeblich zuwenig liefert – schließlich verzichtet man ja auf Getreide, die vermeintlich beste Quelle für B-Vitamine. Der US-Wissenschaftler Dr. Loren Cordain hat dazu ein sehr aufschlußreiches Buch veröffentlicht (»Das Getreide – Zwei-schneidiges Schwert der Menschheit«). Darin wird detailliert nachgewiesen, daß eine Ernährung auf der Grundlage von Getreide zu Vitaminmangel und weiteren, ernsten Beschwerden führt.

Man kann beim Nährstoffgehalt nämlich nicht einfach die Inhaltsstoffe bestimmen und dann hochrechnen. Vielmehr muß die biologische Verfüg-barkeit beachtet werden, dann ergibt sich ein anderes Bild: Die beste Quelle für B-Vitamine (darunter auch die bereits angesprochene Folsäure) sind tierische Lebensmittel wie Fleisch, Eier, Milch, Fisch und Meeresfrüchte; die darin enthaltenen Vitamine können vom Menschen fast vollständig aufgenommen werden. Getreide und Getreideprodukte enthalten nicht nur weniger B-Vitamine, diese werden im menschlichen Stoffwechsel auch sehr viel schlechter resorbiert. Tierische Lebensmittel sind darüber hinaus die mit Abstand beste Quelle für Eisen, sowie für die Vitamine A und D. Zusätzlich liefern sie auch viele Mineralien in hohen Dosierungen – nicht umsonst gelten Meeresfrüchte wegen des hohen Zinkgehaltes als Aphrodisiakum. Trotzdem bleiben einige Vitamine und Mineralien übrig, die man als Nahrungsergänzung empfehlen kann.

Folsäure. Wer viel tierische Nahrungsmittel verzehrt, dürfte kaum einen Mangel an Folsäure entwickeln. Trotzdem ist die Nahrungsergänzung mit diesem B-Vitamin ratsam, denn Folsäure hilft dabei, hohe Spiegel von Homocystein im Blut abzubauen. Ein zu hoher Blutspiegel an dieser Aminosäure kann Herzinfarkte auslösen. Folsäure ist hitzeempfindlich und sehr leicht flüchtig, beim Kochen und Braten geht viel verloren. Die übliche Dosis als Nahrungsergänzung beträgt 400 mcg Folsäure pro Tag. Wenn der Arzt bei Ihnen einen hohen Homocysteinwert im Blut (über 10) festgestellt hat, sollte die Dosis auf 800 mcg Folsäure verdoppelt werden.

Magnesium. Ein Mangel an Magnesium ist ziemlich verbreitet, besonders Diabetiker sind davon betroffen. Das Ehepaar Eades nennt Magnesium ein »Wundermittel« und sie liefern gute Gründe dafür: Es stärkt das Herz, vermag hohen Blutdruck zu senken, wirkt sich positiv auf psychische Erkrankungen wie Angstzustände und Depressionen aus, es normalisiert die Darmtätigkeit und wirkt als ein natürliches Schlafmittel. Magnesium kann als Partner des Kalziums bezeichnet werden; idealerweise sollte es mit diesem im Verhältnis 1:1 zugeführt werden. Doch unsere Ernährung liefert in der Regel zuviel Kalzium, das kann sich negativ auf das Herz-Kreislaufsystem auswirken. Die Ärzte verschreiben dann gern Kalzium-Antagonisten, dabei vermag Magnesium einen Kalziumüberschuß auf natürliche Weise auszugleichen. Die übliche Dosierung beträgt 300-600 mg Magnesium (als Malat, Zitrat oder Aspartat) vor dem Zubettgehen.

3.4 Vitamine und andere Nahrungsergänzungen

Vitamin E. Dieses Vitamin wird seit Jahren von vielen Autoritäten empfohlen; auch die Amerikanische Herzgesellschaft zählt zu den Befürwortern. Vitamin E wirkt nicht nur der Entstehung von Herzkrankheiten entgegen, es verlangsamt auch den Alterungsprozeß, indem es freie Radikale unschädlich macht. Für unsere Zwecke besonders interessant ist die Eigenschaft von Vitamin E, die Insulinempfindlichkeit zu erhöhen. Die dafür erforderlichen Mengen lassen sich über Nahrungsmittel kaum zuführen; daher wird die Nahrungsergänzung mit 400 mg täglich angeraten. Am besten nehmen Sie Vitamin E in Form »gemischter Tocopherole« zu sich; zweite Wahl wäre reines d-alpha-Tocopherol, die am häufigsten vorkommende, natürliche Form des Vitamin E. Die Einnahme sollte stets zu einer Mahlzeit erfolgen, denn es braucht Fett, um Vitamin E zu verstoffwechseln.

3.5 Wenn Sie nicht gern kochen

Diese Einstellung könnte den Erfolg Ihrer Low-Carb Diät gefährden. Zwei Lösungen bieten sich an: Entweder Sie lernen, das Kochen zu lieben und diese Begeisterung mit Familie und Freunden zu teilen oder Sie werden zum minimalistischen Koch, der aus Kochbüchern stets die einfachsten Gerichte wählt und ansonsten sein Essen außer Haus bezieht.

Man kann sich angewöhnen, die Zeit in der Küche so angenehm wie möglich zu gestalten. Sehen Sie es als willkommene Abkehr von der täglichen Tretmühle; stellen Sie sich frische Blumen in die Küche und nutzen Sie die Zeit, die Sie mit Kochen verbringen, um über Dinge nachzudenken, für die sonst die Zeit fehlt. Für einige von uns ist es ein seltener Luxus, Zeit für sich selbst zu haben. Genießen Sie es und öffnen Sie sich für die sinnliche Seite des Kochens: Die kräftigen Farben der Lebensmittel, die Aromen von Ölen und Gewürzen, die Geräusche, die beim Braten und Kochen entstehen.

Kinder helfen gern in der Küche; sie können mit kleinen Arbeiten eingebunden werden. So wird Ihnen spielerisch der Umgang mit Lebensmitteln

86   *Living Low-Carb – Leben ohne Kohlenhydrate*

vermittelt, ebenso wie ein Gefühl für die Notwendigkeit des Kochens. Beides erhöht die Chancen, daß sie sich später selbst einmal an die Zubereitung von Mahlzeiten wagen.

Der minimalistische Koch profitiert besonders von einigen Küchengeräten: Ein guter Mixer für die Zubereitung von Milchshakes, Soßen und Suppen; eine Küchenmaschine zum Zerkleinern von Gemüse (entweder für Salate oder zum Braten in der Pfanne), sowie eine beschichtete Pfanne (oder ein Elektrogrill) für die Zubereitung von Fleisch, Geflügel und Fisch.

Protein und Gemüse sind die beiden Hauptzutaten der Low-Carb Küche. Ersteres sollten Sie stets vorrätig haben: Kaufen Sie Thunfisch, Hering, Sardinen und Makrelen in Dosen, Würste im Glas oder in Dosen sowie Eier stets im Dutzend (hartgekochte Eier kann wirklich jeder zubereiten; sie schmekken allein oder zu fast allen Low-Carb Gerichten). Wer über ein Gefrierfach verfügt, kann sich sogar mit Frischfleisch (Steaks, Koteletts, Geflügel) versorgen, das eingefroren und bei Bedarf aufgetaut wird. Statt im Imbiß ein gegrilltes halbes Hähnchen zu bestellen, ordern Sie zwei, bringen eines mit nach Hause und bereiten daraus am nächsten Tag einen Geflügelsalat zu.

Wenn Sie bereit sind, in der Pfanne ein Stück Fleisch zu braten, dann ist es bis zu einer richtigen Mahlzeit nicht mehr weit: Sie können jederzeit Gemüse mit hinzugeben, ebenso wie Zwiebeln, Schinkenwürfel, Käse, selbst hartgekochte Eier schmecken angebraten ausgezeichnet. Wer Zeit erübrigen kann, kauft das Gemüse frisch auf dem Markt. Wer das nicht schafft, kann mit einem Einkauf im Supermarkt einen Wochenvorrat an frischem Blattsalat, Karotten und Radieschen erstehen (im Gemüsefach des Kühlschranks lagern), sowie Blumenkohl, Brokkoli, Spinat oder Lauch als Tiefkühlgemüse.

Zum Kochen braucht es keinen Luxusherd; eine Elektrokochplatte reicht für den Anfang völlig aus. Fast jede Proteinquelle und jedes Gemüse läßt sich in der Pfanne zubereiten; nutzen Sie dafür Butter oder ein gutes Olivenöl, braten Sie bei mittlerer Temperatur und lassen Sie Ihrer Kreativität freien

3.5 Wenn Sie nicht gern kochen

Lauf, indem Sie verschiedene Gewürze ausprobieren: Wählen Sie aus vielen Sorten Pfeffer, Curry, Paprika- oder Chilipulver (wenn Sie es richtig scharf mögen). Kräuter wie Oregano, Thymian, Basilikum und Rosmarin vermögen jedem Gericht eine besondere Note zu geben. Wer es ganz einfach haben will, greift zu fertigen Gewürzzubereitungen wie Senf (davon gibt es unglaublich viele Sorten), Worcestershire Sauce, Soja Sauce oder Sambal Olek.

Planen Sie Ihren Einkauf im Voraus; dann braucht es nur noch ein gutes Messer, etwas Zeit für die Zubereitung der Mahlzeiten und schon bald werden Sie entdecken, daß Kochen gar nicht so schwer ist, wie Sie vielleicht immer angenommen haben.

3.6 Problematische Snacks

Wer sich kohlenhydratarm ernährt, der wird mit der Frage konfrontiert, ob er sich Zwischenmahlzeiten erlauben will und was dafür in Frage kommt. Die bekannten Kleinigkeiten können schnell langweilig werden; doch auch hier bieten sich zahlreiche Alternativen. Selbst wenn man sich gegen Zwischenmahlzeiten entscheidet, sollte man einige Snacks bereithalten für den Fall, daß man sie braucht – bei einer längeren Autofahrt oder wenn das Mittagessen einmal ausfällt. Hier sind meine Favoriten:

· Das Mittagessen der Waliser Bergarbeiter (als kleine Portion natürlich): Käse, eingewickelt in ein Salatblatt
· Erdnußbutter auf einer Scheibe vom Selleriestengel
· Nüsse (nicht mehr als eine viertel Tasse)
· Reste vom Vortag – Fleisch, Geflügel oder Fisch – mit Dijon-Senf
· Schinken und Melone
· ein hartgekochtes Ei (mit oder ohne Senf)
· ein Löffelchen Eier- oder Thunfischsalat
· ein Stück Käse (Camembert oder einer der vielen Hartkäse)
· ein Löffel Kürbiskerne

88   *Living Low-Carb – Leben ohne Kohlenhydrate*

3.7 Süße Belohnungen

Zu meinen (buchstäblich) schwersten Zeiten, als ich mich in einem New Yorker Krankenhaus einer strengen Flüssigdiät unterziehen mußte, habe ich oft mit den anderen Patienten über ihre Eßgewohnheiten gesprochen. Einige von ihnen waren Vielesser. Diesen Leuten war es ziemlich egal, was sie gegessen haben – Hauptsache, es gab überreichlich davon. Andere waren Genußesser wie ich, die gutes Essen über alles liebten und sich auch zurückhalten konnten, wenn es nur gut schmeckte. Eines aber war uns allen gemein: Wir waren verrückt nach Süßigkeiten; ich schätze, deswegen waren viele von uns auf dieser Intensivstation gelandet.

Süßigkeiten sind eigentlich keine gute Idee; die Gefahr, nicht aufhören zu können, ist immer latent vorhanden. Wenn Ihnen aber etwas Süßes von Zeit zu Zeit helfen kann, bei der kohlenhydratarmen Ernährung zu bleiben, dann sollten Sie darüber nachdenken. Es gibt einige Möglichkeiten, die nicht völlig aus dem Rahmen einer Low-Carb Diät hinausfallen. Sollten Sie aber feststellen, daß Sie sich nicht beherrschen können, verzichten Sie lieber auf:

· Kokosraspeln in Öl oder Butter gebraten
· Mandeln in Öl oder Butter geröstet
· Macadamia-Nüsse
· ein Stück Zartbitterschokolade
· Erdnuß M&Ms (10 Stück)

3.8 Essen außer Haus

Im Gegensatz zu vielen anderen Diäten stellt die kohlenhydratarme Ernährung in den meisten Restaurants kein Problem dar, von einer Pizzeria einmal abgesehen (und falls Sie doch einmal dort landen, dann essen Sie von der Pizza nur den Belag). Bitten Sie Ihre Tischgenossen, den Brotkorb auf ihrer Seite des Tisches zu behalten (oder Sie brechen ein kleines Stück Brot ab und lassen es dann gut sein) und bestellen Sie das einfachste Essen: Fleisch,

Fisch oder Geflügel entweder gegrillt, gebraten oder aus dem Ofen. Einen Salat bekommen Sie fast überall, den Sie ohne Dressing ordern; verlangen Sie Essig und Öl dazu und machen Sie den Salat selbst an. Genießen Sie ein Glas Wein zum Essen.

Schwerer wird es für den Low-Carber in vegetarischen oder anderen »gesunden« Restaurants, die in der Regel Gerichte mit wenig Fett und vielen Kohlenhydraten servieren. Indische, thailändische und chinesische Restaurants machen es Ihnen auch nicht gerade einfach. Doch selbst hier gibt es Möglichkeiten, die kohlenhydratarme Ernährung einzuhalten. Beim Inder verzichten Sie auf Reis, Fladenbrot und Linsen; statt dessen würde sich Raita mit Gurken anbieten. Am besten ohne Reis zu essen sind die vielen Curry-Gerichte mit Fleisch oder Geflügel; die Tandoori-Gerichte (aus dem Steinofen) sind etwas trocken, aber zu empfehlen, wenn Sie Butter dazu bestellen. Lassi-Getränke, vor allem Mango-Lassie ist oft sehr süß, verzichten Sie lieber darauf. Bestellen Sie statt dessen Tee oder Wasser. Das gilt auch für die stark gesüßten indischen Desserts; am besten sparen Sie den Nachtisch aus. Zugeben, es ist nicht ganz einfach, sich zu beherrschen, wenn die anderen am Tisch das leckere indische Brot genießen; doch mit etwas Übung klappt es ganz gut.

Vom Standpunkt des Low-Carbers aus sind Thai-Restaurants ein Alptraum. Alles ist entweder süß oder stärkehaltig. Doch auch hier kommt man zurecht: Süß-saure Soßen sind zu meiden, ebenso Fritiertes im Teigmantel (Shrimps oder Gemüse); Reis und Nudeln sowieso. Als kleiner Imbiß oder Vorspeise zu empfehlen sind die scharfen Suppen mit Shrimps oder Huhn. Beste Wahl als Hauptgericht wären wiederum die Currys mit Fleisch oder Geflügel, auch kurzgebratenes Gemüse mit Fleisch oder Eiern enthält nicht zu viele Kohlenhydrate. Falls Sie einen Salat bestellen möchten, vergewissern Sie sich, daß für das Dressing kein Zucker verwendet wird.

Beim Chinesen muß ebenfalls sorgfältig ausgewählt werden. Krabbencracker kann man sich als Vorspeise in Maßen leisten, doch nicht zuviel davon. Meiden Sie Reis und Nudeln, sowie die stärkehaltigen und süßen Soßen bei den Hauptgerichten. Auf Wantansuppe und die beliebte süß-saure Suppe müssen Sie verzichten, ebenso wie auf die fritierten Gerichte (diese enthalten durch den obligatorischen Teigmantel zu viele Kohlenhydrate). Kurzgebratenes mit Huhn und Gemüse wäre zu empfehlen; zwar wird auch hier manchmal etwas Zucker beigegeben, doch das fällt kaum ins Gewicht. Auch die Kombination von Chop-Suey-Gemüse und gebratener Ente (ohne Soße) wäre möglich. An Getränken wäre grüner Tee oder Wasser zu empfehlen.

Auch im japanischen Restaurant bieten sich Optionen: Miso-Suppe als Vorspeise ist erlaubt, ebenso wie Sushi (ohne den Reis). Oft werden neben dem obligatorischen Sushi auch andere Gerichte angeboten; Meeresfrüchte wie Oktopus (Tintenfisch) oder Garnelen sind immer zu empfehlen; ebenso wie Gerichte mit gebratenem Fisch, Rindfleisch oder Geflügel. Spinat mit Sesamkörnern bietet sich als Gemüsebeilage an, getrunken wird Wasser oder grüner Tee.

Die koreanische Küche bietet gutes Low-Carb Essen – viel Gemüse und Fleisch. Das traditionelle Barbecue ist sehr zu empfehlen: Mariniertes Fleisch wird am Tisch gebraten und zum Verzehr mit Knoblauch in ein Salatblatt eingewickelt. Ein weiteres, erlaubtes Gericht wäre Hähnchen mit Ginseng. Reis und Nudeln müssen natürlich außen vor bleiben, doch der Verzehr von Kimchi (scharf eingelegter Kohl) sollte zum Pflichtprogramm des Low-Carbers gehören.

Die südamerikanische Küche ist ein Paradies für den Low-Carber. In Steakhäusern wie Maredo oder Churrasco gibt es zu akzeptablen Preisen gutes Fleisch oder Meeresfrüchte vom Grill, serviert mit Salat oder Gemüse.

Mexikanische Restaurants bieten einige kohlenhydratarme Gerichte an, zusammen mit einer Vielzahl von Versuchungen. Wenn Fleisch oder Fisch vom Grill erhältlich ist, dann greifen Sie zu. Guacamole (Avocadomus) ist ein perfektes Low-Carb Essen, andere vegetarische Gerichte mit Käse sind ebenso zu empfehlen, wie ein Salat. Wenn es unbedingt Tortillas sein müssen, dann lassen Sie es bei einem dieser kleinen Maisfladen bewenden; essen Sie statt dessen mehr von der Füllung. Enchiladas sind tabu und Tacos nur dann erlaubt, wenn die Hülle nicht verzehrt wird.

Griechische und türkische Restaurants sind für den Low-Carber eine gute Wahl, da gibt es immer Einfaches oder Frisches, meistens Lammfleisch geröstet oder vom Grill; oft auch Fisch. Vor allem die griechische Küche ist bekannt für ihre vielen großen Salate mit kohlenhydratarmem Gemüse, Fetakäse und Oliven. Die türkische Küche hält ebenfalls ein reichhaltiges Angebot an Gemüse bereit, von Auberginen bis Zucchini. Brot ist natürlich tabu. Eine Gurke, in Scheiben geschnitten, kann als Vorspeise dienen.

Der Besuch italienischer oder französischer Restaurants stellt kein Problem dar: Auf Brot und Nudeln muß natürlich verzichtet werden, aber die Fleisch- und Fischgerichte schmecken auch gut mit einer Gemüsebeilage. Ein großer Vorspeisenteller oder ein Salat wären weitere Optionen. Und wenn Sie sich Käse statt Süßigkeiten zum Dessert gönnen, werden Sie das Lokal auf keinen Fall hungrig verlassen.

Zu guter Letzt: Die Küche in Deutschland, Österreich und der Schweiz. Die traditionelle Kochkunst aller drei Länder bietet ausgezeichnete Low-Carb Optionen, denn Fleisch, Geflügel oder Fisch mit Gemüse ist überall zu bekommen. Paniertes muß gemieden werden, ebenso wie Brot, Kartoffeln und Nudeln. Doch statt »natur« wie im Süden werden in Mitteleuropa Gemüse wie Blumenkohl, Rosenkohl, Kohlrabi und Rotkohl traditionell mit Butter oder Schmalz zubereitet, das ergibt eine wirklich sättigende Beilage. Selbst Blattsalat oder Bohnen werden gern mit Sahne angemacht! Die große Auswahl an regionalen Gerichten mit Schwein, Rind, Geflügel und – je nach Saison – Wild macht die einheimische Küche zu einem Low-Carb Paradies. Wenn Sie nicht sicher sind, ob die Soße zum Fleisch Kohlenhydrate enthält, dann nehmen Sie sparsam davon. Wer fürchtet, mit magerem Fleisch nicht satt zu werden, der bestellt etwas Butter oder Mayonnaise dazu.

Wenn Sie sich einmal in einem Restaurant wiederfinden, das ganz klar auf Kohlenhydrate setzt, können Sie den Kellner um Hilfe bitten. Erzählen Sie ihm, Sie wären Diabetiker und dürften weder Zucker noch Stärke essen. Vielleicht haben Sie Glück und er kennt sich aus, doch vermutlich wird er die Gerichte mit versteckten Kohlenhydraten nicht aufzählen können. Da bliebe noch der Test mit »Clinistix« oder »Diastix« (Dr. Bernsteins Trick, Sie erinnern sich): Bitten Sie darum, von den ins Auge gefaßten Speisen probieren zu dürfen. Zeigen die Teststreifen zu viele Kohlenhydrate an, dann verzichten Sie darauf.

3.9 Komm' doch zum Abendessen vorbei...

So mancher Low-Carber hört die freundliche Einladung mit Schrecken, erwartet ihn doch meistens eine große Portion Pizza oder Nudeln. Wenn Sie die kohlenhydratarme Ernährung schon länger durchführen, dann werden Sie gut verstehen, was ich meine: Wir essen gern und gut, doch selbst wenn man bei solchen Gelegenheiten ausbricht und sich den Bauch mit Kohlenhydraten vollstopft – man wird einfach nicht satt, weil Protein und Fett fehlen. Selbst wenn es den anderen bei Tisch sichtlich schmeckt, als eingefleischter Low-Carber kann man eine Riesenportion Spaghetti einfach nicht würdigen (statt dessen würde man gern nur die Soße essen). Keine einfache Situation, wenn man die anderen nicht brüskieren möchte.

Wenn es sich um gute Freunde handelt, kann man sich vorher erkundigen, was serviert werden soll. Bieten Sie an, einige Beilagen mitzubringen; schlagen Sie etwas vor, was zu Ihrer Low-Carb Diät paßt. Wenn es tatsächlich ein Essen mit vielen Kohlenhydraten wird, dann kommen Sie mit Ihren selbst zubereiteten Speisen über die Runden. Falls der Gastgeber höflich ablehnt, bringen Sie wenigstens eine Low-Carb Beilage mit. Das wird Ihnen als Gutwilligkeit ausgelegt, keiner ist beleidigt und Sie müssen nicht darben.

Kann man soweit gehen und eine komplette Mahlzeit mitbringen? Davon kann ich Ihnen nur abraten; Sie würden sich wie ein Vollidiot vorkommen und müßten sich die ganze Zeit über rechtfertigen. Ich habe einmal den Fehler begangen, auf einer Dinner-Party bei einem angesehenen Koch eine Dose Thunfisch zu öffnen. Wenn Sie nicht zum Stadtgespräch werden möchten, lassen Sie so etwas lieber bleiben.

Darf man dem Gastgeber schon vorher mitteilen, daß man eine spezielle Diät durchführt? Das wäre zwar unhöflich, doch wenn der Gastgeber Sie nicht fragt, wäre das ebenfalls nicht nett. Heutzutage wird ein Gastgeber, der sich nach den kulinarischen Vorlieben seiner Gäste erkundigt, eine Menge über Diäten erfahren – an jeder Tafel findet man mindestens einen Vegetarier und einen, der fettarm ißt; deren Menüvorschläge dürften mit Ihren kollidieren. Wenn man, wie häufig bei neuen Kontakten, wirklich nicht offen fragen kann, dann können Sie immer noch unsere Notlüge in Erwägung ziehen: Als Diabetiker sind Sie in Ihrer Speiseplanung sehr eingeschränkt; das müßten Sie Ihren Gastgebern natürlich mitteilen.

Ein Low-Carb Dessert kann man eigentlich immer mitbringen, davon gibt es bei keiner Party genug. Das werden die Gastgeber gern akzeptieren und es erspart Ihnen, Ihre spezielle Situation erklären zu müssen. Wundern Sie sich nicht, wenn Ihre kohlenhydratarme Nachspeise bei den anderen Gästen gut ankommt – ich habe es oft erlebt, daß meine Schüssel voll schwach gesüßter Mascarpone-Creme mit frischen Himbeeren zuerst geleert wird.

Wie geht man bei einem wirklichen Notfall vor? Etwa ein wichtiger Kunde, den Sie nicht vor den Kopf stoßen möchten oder ein Abendessen im Haus Ihres Chefs? Wenn es gar nicht anders geht, dann muß man sich eben in sein Schicksal fügen. Füllen Sie keine Riesenportion auf, sondern essen Sie einfach ein wenig von allem. Das macht Ihnen weniger aus, wenn Sie sich gut vorbereiten: Ein oder zwei hartgekochte Eier vorab sorgen dafür, daß Sie nicht ausgehungert an der Tafel erscheinen; zusätzlich können Sie L-Carnitin und Vanadylsulfat einnehmen.

Wenn Sie verrückt sind nach...

Pizza: Auberginenscheiben in etwas Öl anbraten, abtupfen, salzen und einen Teller damit belegen. Tomatensoße bzw. passierte Tomaten darüber verstreichen, kräftig mit Oregano würzen und mit Mozzarellascheiben belegen. In den vorgeheizten Ofen stellen, bis der Käse zu schmelzen beginnt.

Eiscreme: Eine Packung Ricotta (Vollfettstufe) mit einem halben Becher süßer Sahne in den Mixer geben. Gut vermischen, dann gehackte Walnüsse oder einige Eßlöffel Früchte wie Heidelbeeren oder Himbeeren zugeben. Im Eisfach des Kühlschranks stocken lassen.

Schokolade: Aus Proteinpulver mit Schokoladengeschmack und Vollmilch einen Proteinshake zubereiten oder das Proteinpulver in eine Mischung von Ricotta und süßer Sahne einrühren, um Schokocreme herzustellen (gefroren wird Eiscreme daraus).

Spaghetti: Von einer Zucchini mit dem Spargelschäler lange Streifen abschälen. Salzen und 15 Minuten wässern lassen, dann mit Olivenöl und etwas Knoblauch in der Pfanne anbraten. Mit geriebenem Parmesan bestreuen oder mit Pesto Genovese anrichten und servieren.

Wenn alle guten Vorsätze scheitern und Sie reichlich von allem gegessen haben, was Ihnen aufgetischt wurde, ist das noch keine Katastrophe. Erinnern Sie sich aber daran, wie wichtig es ist, gleich zur Low-Carb Diät zurückzukehren. Wenn Sie sich zuvor streng an die kohlenhydratarme Ernährung gehalten haben, dann wird sich dieser Ausrutscher auf der Waage nicht bemerkbar machen.

3.9 Komm' doch zum Abendessen vorbei... 95

3.10 Feiertage ohne Reue

Wenn Feste gefeiert werden, ist Ihre kohlenhydratarme Ernährung schwerer durchzuhalten; gerade die christlichen Feiertage wie Ostern, Pfingsten oder Weihnachten erstrecken sich nicht nur über mehrere Tage, sondern sind in der Regel mit speziellen kulinarischen Genüssen verbunden. Weihnachten, das Fest der Freude, ist für den Low-Carber die wohl härteste Zeit. Man freut sich auf die liebgewonnenen Gerichte. Gebäck und Süßes gehören ebenso dazu, wie der Tannenbaum. Vielleicht wird sogar erwartet, daß Sie Selbstgebackenes beisteuern? (Wenn Sie Angst haben, sich angesichts des süßen Teigs nicht beherrschen zu können, dann reichen Sie die Aufgabe an jemand anderen weiter.) So manche Tante wird es nicht verstehen, daß Sie ein Stück der leckeren Obsttorte ablehnen, die Sie früher immer so gern gegessen haben. Viel zu oft habe ich bei solchen Anlässen meine guten Vorsätze in den Wind geschlagen und mir weisgemacht, die über die Feiertage zugelegten Pfunde schnell wieder abzunehmen. Glauben Sie mir, ich habe mich noch Monate später darüber geärgert!

Die Weihnachtssaison beginnt schon früh: Die Feiern der Firmen beginnen teilweise schon im November, im Dezember gibt es überall Weihnachtsmärkte und der Lebensmittel-Einkauf wird zum Hindernisrennen zwischen Bergen von traditionellem Weihnachtsgebäck und den Festtagsangeboten der Süßwarenhersteller. Die Feiertage wollen nicht enden; der Heilige Abend mit der ganzen Familie und üppigem Essen, der erste und zweite Weihnachtstag mit den traditionellen Verwandtenbesuchen – gegessen wird ohne Unterlaß. Streng genommen kann erst am Neujahrstag Entwarnung gegeben werden; doch dann ist es oft schon zu spät. Die Festtage müssen aber nicht zwangsläufig mit Reue und neuen Pfunden enden; durch gute Planung steigen Ihre Chancen, diese Zeit unbeschadet zu überstehen.

Zunächst müssen Sie festlegen, wieviel Sie trinken wollen. Setzen Sie sich ein Limit und bleiben Sie dabei! Mit steigendem Alkoholpegel schwindet nämlich der Widerstand gegen die süßen Verlockungen auf den Weihnachts-

tellern ebenso, wie gegen den obligatorischen Nachschlag beim Weihnachts-
essen. Bevor Sie an einer Weihnachtsfeier teilnehmen, essen Sie ein oder zwei
hartgekochte Eier und trinken Sie mehrere Gläser Wasser; das ist besser, als
ausgehungert über das Essen herzufallen.

Wer etwas Eigenes zur Feier mitbringt, erhöht seine Chancen, vor dem
überquellenden Buffet nicht schwach zu werden: Gönnen Sie sich etwas
besonderes, etwa einen teuren Käse, geräucherten Lachs oder eine spezielle
Mischung exotischer Nüsse. Bekommen Sie etwas Süßes geschenkt, dann
danken Sie freundlich und geben es an jemand anderen weiter.

Wenn Sie selbst Gäste bewirten müssen, dann liegt es in Ihrer Hand,
den Speiseplan kohlenhydratarm zu gestalten. Sie können sich an Gemüse
und Fleisch halten und für die anderen Kartoffeln oder Nudeln als Beilage
reichen. Egal, ob Gastgeber oder Gast: Halten Sie sich an Ihre Vorsätze. Es
ist kein Vergnügen, das neue Jahr mit einem gebrochenen Versprechen und
etliche Kilo schwerer zu begrüßen.

3.11 Unterwegs

Auf Geschäftsreise, im Urlaub oder beim Besuch der Großeltern kann es
geschehen, daß man von der kohlenhydratarmen Ernährung abweicht. Die
gewohnten Abläufe können nicht eingehalten werden und man ist schnell
geneigt, den Versuchungen nachzugeben. Am schlimmsten ist es auf einer
Urlaubsreise, nichts anderes als eine gewollte Flucht aus dem Alltag.

Wenn die Reise mit dem Flugzeug angetreten wird, müssen Sie sich
besonders vorsehen. Auf den Flughäfen ist das Essen teuer und – zumindest
für Low-Carber – nicht besonders gut. Wenn Sie eine Bratwurst bekommen,
können Sie sich glücklich schätzen. Vielleicht findet sich ja auch eine Nie-
derlassung der großen Fast Food Ketten; dort können Sie einen Hamburger
ohne Brötchen, aber mit Mayonnaise essen. Es ist jedenfalls keine schlechte
Idee, vor Beginn des Fluges noch einmal gut zu speisen. Denn was Ihnen

heute an Bord serviert wird, das spottet jeder Beschreibung. Mit viel Glück erhalten Sie wenigstens zum Frühstück ein Omelett; vermutlich waren aber auch hier »Experten« am Werk, die eine »leichte« und »gesunde« Kost zusammengestellt haben (zu übersetzen mit: »fettarm und reich an Kohlenhydraten«). Bemerkenswert, wie sehr die Bordverpflegung auf Billigstes setzt; als Low-Carber müssen Sie sich das wenige Eßbare buchstäblich herauspicken: Eine Scheibe Käse oder Wurst (die sollten Sie mit dem kleinen Butterwürfel bestreichen), bei einer warmen Mahlzeit die lächerliche Fleischportion. Sie können die Stewardess bitten, Ihnen einige Snack-Tütchen zu bringen, vielleicht haben Sie ja Glück und es handelt sich um Erdnüsse.

Obwohl man mit dem modernsten Verkehrsmittel reist, empfiehlt es sich also, wie in alten Zeiten Vorsorge zu treffen. Wenn Sie an Bord Thunfischsalat, hartgekochte Eier oder Hackbraten auspacken, können Sie sich der neidischen Blicke Ihrer Sitznachbarn sicher sein. Wer sich nicht soviel Arbeit machen will, deckt sich mit Dosenfisch und Nüssen ein. Auch wenn Sie ohnehin schon viel zu tragen haben: Sie sollten ausreichend Wasser in Flaschen mitnehmen; im Flugzeug werden Sie größeren Durst entwickeln, als Sie es gewohnt sind.

Beim Autofahren können Sie große Flaschen Wasser mitnehmen oder eine Kiste mit Wasserflaschen in den Kofferraum stellen. Unterwegs finden Sie zumindest an jedem Imbiß eine Bratwurst; die Autobahnraststätten bieten vielleicht sogar Eier oder Braten an. Nehmen Sie stets ein oder zwei Tütchen Mayonnaise dazu, um auf einen ausreichenden Fettgehalt zu kommen; besonders die Wurst enthält heute als Hauptbestandteil Wasser. Man kann unterwegs auch besser essen: Mit einer Thermoskanne Kaffee oder Tee, sowie selbst zubereiteter Low-Carb Verpflegung kann jederzeit eine Snack-Pause eingelegt werden – ohne anzustehen und ohne hohe Kosten.

Weltweit bekommt man heute in den Herbergen ein »reichhaltiges Frühstück«; jedenfalls gibt es kaum eine Hotelwerbung, die diesen Aspekt nicht betont. Falls am Buffet dann doch nur kohlenhydratreiche Nahrungsmittel serviert werden, dann scheuen Sie sich nicht, Eier mit Speck zu bestellen; das kostet meistens nicht einmal extra. Sie können sich auch mit einem Trick behelfen, den Dr. Lutz in seinem Buch »Leben ohne Brot« angeführt hat: Nehmen Sie Käse- oder Wurstscheiben und bestreichen Sie diese mit Butter oder Leberwurst; verzehrt wird das Ganze mit Messer und Gabel. In den Restaurants oder im Speiseraum des Hotels können Sie erfragen, was für das Mittag- oder Abendessen vorgesehen wurde, um festzustellen, ob für Sie etwas dabei ist. Falls nicht, dann decken Sie sich außer Haus ein: Es ist zwar kein Vergnügen, mit vollen Plastiktüten am Portier vorbeizustiefeln. Doch bevor ich Hunger leide, vergesse ich lieber meinen Stolz.

3.12 Wenn man nicht weiter abnimmt...

Wer Diät hält, erreicht irgendwann den Punkt der Stagnation. Egal, was angestellt wird, man nimmt nicht weiter ab. Man muß dabei bedenken, daß kein Gewichtsverlust linear verläuft. Wenn Sie davon betroffen sind, wird Sie das kaum trösten. Doch ändern Sie nichts und warten Sie ab. Erst wenn das Gewicht über mehrere Wochen stabil bleibt, sollten Sie über geeignete Maßnahmen nachdenken.

Verschiedene Substanzen sind in den Verdacht geraten, das Abnehmen zu erschweren; Zitronensäure ist eine davon. Die findet sich heute nicht nur in Zitrusfrüchten, sondern als Konservierungsmittel in sehr vielen verarbeiteten Nahrungsmitteln. Bislang gibt es zwar noch keine überzeugenden Hinweise dafür, dennoch können Sie alles, was Zitronensäure enthält, versuchsweise vom Speiseplan verbannen und sehen, was passiert. Künstlichen Süßstoffen, vor allem dem Aspartam, wird Ähnliches nachgesagt: Auch sie sollen das Abnehmen erschweren. Verzichten Sie für eine Weile auf alles, was diese Substanzen enthält und warten Sie ab, was geschieht.

In zunehmendem Maße werden Lebensmittelallergien für Plateaus beim Abnehmen verantwortlich gemacht. Viele von uns ernähren sich recht eintönig – gerade bei einer Diät essen wir gern jeden Tag dasselbe. Da erscheint es durchaus möglich, daß es allergische Reaktionen auf ein bestimmtes Lebensmittel geben kann. Bei einer Allergie behandelt der Körper die betreffende Substanz wie ein Gift, er versucht, sich mit allen Mitteln davor zu schützen. Das Immunsystem spielt verrückt und kann sogar körpereigene Gewebe angreifen. Ist die Schilddrüse davon betroffen, wird der Stoffwechsel heruntergefahren und der Gewichtsverlust stoppt. Bei der kohlenhydratarmen Ernährung ist der Verzehr von Getreideprodukten ausgeschlossen (oder sehr stark eingeschränkt), damit fallen die Verursacher der meisten Lebensmittelallergien bereits weg. Doch auch Milch wird nicht von allen Menschen gut vertragen; wer das bei sich vermutet, der sollte eine Zeitlang alle Milchprodukte vom Speiseplan streichen und abwarten, was passiert.

Dr. Ron Rosedale weist darauf hin, daß selbst gesättigte Fette zum Problem werden können; der Körper speichert sie lieber, statt sie zu verbrennen. Enthält die Nahrung viel davon, kommt es auch eher zu einer Insulinresistenz. Zur Überwindung einer Stagnation kann man für eine Weile auf tierische Fette zum Braten und Kochen verzichten. Statt dessen nimmt man Olivenöl. Wenn jetzt die Pfunde weiter schwinden, ist der Verursacher ausgemacht.

Es gibt noch andere Möglichkeiten, die Diät umzustellen, wenn man weiter abnehmen möchte. Sie können die Nährstoffbalance ändern, indem Sie mehr Fett oder mehr Eiweiß verzehren. Oder die Kohlenhydrate strenger kontrollieren. Doch egal was Sie unternehmen – essen Sie nicht einfach weniger! Wenn Sie die Kalorienzufuhr zu stark einschränken, sinkt die Stoffwechselrate des Körpers ab; das wäre das Letzte, was Sie sich wünschen.

3.13 Der Schilddrüsen-Blues

Als bei mir eine Unterfunktion der Schilddrüse festgestellt wurde, bekam ich Schilddrüsenhormone verordnet; ich war überzeugt, das würde meinem trägen Stoffwechsel schon Beine machen. Doch bereits zweimal mußte ich feststellen, daß die Spiegel meiner Schilddrüsenhormone wieder zu niedrig lagen. Erst kürzlich hatte ich mir – nach etlichen üppigen und kohlenhydratreichen Mahlzeiten während einer meiner Reisen – eine strenge Diät verordnet; doch die Pfunde wollten nicht schwinden. Als dieser Zustand einige Wochen anhielt, wurde ich zusehends nervöser. Ein Freund wies mich darauf hin, daß eine Schilddrüsenunterfunktion Schuld sein könnte. In diesem Fall ist nicht nur die Stoffwechselrate abgesenkt, auch die Leber ist betroffen – das gespeicherte Glykogen wird nicht freigesetzt. Normalerweise regelt der Körper die Hormonspiegel automatisch; ein hoher Proteinverzehr bedingt mehr Schilddrüsenhormone, ebenso wie das Vorliegen einer Ketose.

Die Symptome einer Schilddrüsen-Unterfunktion sind vielfältig und derart vage, daß die Störung oft lange Zeit unbemerkt bleibt. Trockene Haut ist im Winter nicht ungewöhnlich; kalte Füße sind so normal, daß sich nur noch Ihr Partner im Bett darüber lustig macht; steife Muskeln und Gelenke – na ja, man wird eben älter; Verstopfung wird' auf zuwenig Ballaststoffe zurückgeführt, Haarausfall ist nicht selten und wird auf die Diät an sich geschoben; keiner kann sich von einer gelegentlich auftretenden Depression freisprechen. Und das Abnehmen fällt sowieso niemandem leicht...

Wenn Sie eine Unterfunktion der Schilddrüse dahinter vermuten, dann werden Sie Ihren Arzt aufsuchen und um Prüfung bitten. Der wird Ihnen vermutlich erzählen, Ihre Blutwerte lägen »im normalen Bereich«. Trotzdem kann es sich um ein Schilddrüsenproblem handeln, weil der Normalbereich derart ausgedehnt wurde, daß er fast bedeutungslos ist. Und da Hormone über 24 Stunden in unterschiedlichen Mengen produziert werden, wird ein einzelner Bluttest auch nur diesen Moment abbilden, nicht aber den durchschnittlichen Spiegel Ihrer Schilddrüsenhormone.

Zuverlässiger als der normale Bluttest ist ein sog. TSH-Test. Wenn auch der TSH-Test einen Mangel ergibt, dann können Sie Schilddrüsenhormone als Tablette einnehmen. In diesem Fall sollten Sie sich für ein Präparat mit natürlichen Schilddrüsenhormonen entscheiden. (Fran empfiehlt hier das US-Präparat »Armour Dessicated Thyroid«, das einen getrockneten Extrakt aus Schweineschilddrüsen enthält. »Armour« soll als natürliches Präparat besser verträglich sein als synthetische Varianten, welche allein die Schilddrüsenhormone T3 und T4 enthalten. Hergestellt wird es von Forest Pharmaceuticals Inc., einer Firma aus St. Louis im US-Bundesstaat Missouri. »Armour« ist in Deutschland allerdings nicht als Medikament zugelassen, damit kann es weder vom Arzt verordnet, noch von den Krankenkassen erstattet werden. Mit einem Privatrezept Ihres Arztes ist eventuell der Bezug über eine Auslandsapotheke möglich, die Kosten müßten Sie dann aber selbst tragen. Mehr zur Einfuhr von Medikamenten und Nahrungsergänzungen im Anhang 1 dieses Buches. d.Ü.)

Sie können die Schilddrüse auch selbst überprüfen, indem Sie Ihre Körpertemperatur messen. An vier aufeinander folgenden Tagen (Frauen sollten die ersten vier Tage der Periode dafür wählen) nehmen Sie direkt nach dem Aufwachen die Temperatur. Wichtig: Sie dürfen sich noch nicht angestrengt haben, ja noch nicht einmal aufgestanden sein. Verwenden Sie kein digitales, sondern ein Quecksilberthermometer, das Sie zehn Minuten in der Achselhöhle belassen. Aus den Meßergebnissen dieser vier Tage ermitteln Sie den Durchschnittswert: Liegt dieser unter 36,5 Grad Celsius, können Sie von einer Schilddrüsenunterfunktion ausgehen.

Mit zu wenig Schilddrüsenhormonen wird das Abnehmen zum Alptraum. Wenn der Mangel beseitigt ist, werden Sie nicht nur schneller Gewicht verlieren, auch Ihr Gesundheitszustand wird sich schlagartig bessern. Ein niedriger Spiegel an Schilddrüsenhormonen kann auch einen Anstieg des Homocysteins im Blut zur Folge haben; das erhöht die Gefahr eines Herzinfarkts. Wenn dieser Fall bei Ihnen auftritt, sollte sich mit der Korrektur des Schilddrüsen-Problems auch das Homocystein-Problem erledigen, sogar ohne zusätzliche Folsäure.

102   *Living Low-Carb – Leben ohne Kohlenhydrate*

Schätzungen zufolge leiden 12 % der Amerikaner an einer leichten Unterfunktion der Schilddrüse, bei Frauen im fortgeschrittenen Alter sind es sogar 20 %. In Mitteleuropa werden die Zahlen ähnlich hoch sein. Dr. Broda O. Barnes, legendärer Schilddrüsenexperte österreichischer Herkunft, hat 1976 in den USA sein Buch »Hypothyroidism: The Unsuspected Illness« (»Schilddrüsenunterfunktion: Die unerkannte Krankheit«, bislang nicht auf Deutsch erschienen) veröffentlicht. Seinen Schätzungen zufolge sind sogar bis zu 40 % der Bevölkerung von diesem Problem betroffen. Selbst wenn ein Schilddrüsenpräparat eingenommen wird, weisen immer noch (geschätzte) 40 % der Patienten abnorme Spiegel an Schilddrüsenhormonen auf – entweder zu hoch oder zu niedrig.

Werden Schilddrüsenhormone eingenommen und ein TSH-Test ergibt einen zu niedrigen Wert (was nur mit einiger Erfahrung zu bewerten ist; der TSH-Referenzwert für Männer und Frauen liegt zwischen 0,4-4 mU/l), dann deutet das zunächst auf einen Überschuß an Schilddrüsenhormonen hin. Das liegt natürlich daran, daß Sie Schilddrüsenhormone von außen zuführen. Trotzdem werden manche Ärzte darauf bestehen, Ihre Dosis zu reduzieren, um eine Überfunktion der Schilddrüse und eine dadurch verursachte Knochenentkalkung (Osteoporose) zu verhindern. Glauben Sie mir, wenn Sie an einer Schilddrüsenüberfunktion leiden, dann bleibt Ihnen das nicht verborgen: Man fühlt sich sehr schlecht, mit Handzittern, rasendem Herzschlag und – vielleicht nicht die schlechteste Nachricht – rapidem Gewichtsverlust. Nach Pat Puglio von der Broda O. Barnes-Stiftung ist diese Diagnose nicht in Ordnung; sie geht auf Untersuchungen zurück, welche an krebskranken Frauen durchgeführt wurden, die synthetische Schilddrüsenhormone einnahmen. Durch ihren Krebs hatten sie auch Probleme mit den Nebennieren, so kamen die Schilddrüsenhormone nicht voll zur Geltung; technisch gesehen, litten diese Frauen an einem Mangel, nicht an einem Überschuß. Wenn Ihr Arzt aufgrund dieser Überlegung Ihre Dosis an Schilddrüsenhormonen reduziert, dann stellen sich schnell die alten Man-

3.13 Der Schilddrüsen-Blues 103

gelsymptome mit den vertrauten Problemen wieder ein. Obendrein sollten vor einer Verminderung der Dosis auch die anderen Blutspiegel untersucht werden – T3, T4 und das ungebundene Schilddrüsenhormon wären dann ebenfalls zu hoch. Ist das nicht der Fall, dann brauchen Sie sich wegen einer Überdosierung keine Sorgen zu machen.

Zum Thema Schilddrüsen-Unterfunktion gibt es aber mehr als eine Meinung. Dr. Ron Rosedale vom Zentrum für Stoffwechselmedizin in Colorado hält eine leicht verminderte Körpertemperatur nicht für bedenklich. Er weist darauf hin, daß sich die Zellen des Körpers nicht unbegrenzt erneuern können. Wenn man ihre Teilungsgeschwindigkeit durch die Einnahme von Schilddrüsenhormonen erhöht, verkürzt sich auch die Lebensspanne. Gleichzeitig erhöht sich der Blutzuckerspiegel und die Insulinempfindlichkeit nimmt ab. Der Vorteil des Schilddrüsenhormons bei der Gewichtsabnahme würde dadurch wieder aufgehoben, so Dr. Rosedale. Er plädiert dafür, lieber alle anderen Systeme durch streng kohlenhydratreduzierte Ernährung, reichliche Zufuhr von Omega-3 Fettsäuren und entsprechende Nahrungsergänzungen zu optimieren; die Einnahme von Schilddrüsenhormonen sollte schweren Fällen vorbehalten bleiben.

Wenn Sie von einer Schilddrüsenunterfunktion betroffen sind, sollten Sie sich etwas tiefer in die Materie einarbeiten, um ein eigenes Bild zu gewinnen. Ich würde Ihnen empfehlen, zunächst Dr. Rosedales Rat zu folgen und die Schilddrüsenhormone durch Ernährung zu optimieren. Vielen Frauen ist auch schon geholfen, wenn die Pille abgesetzt wird: Östrogene können T4 binden, so daß es gar nicht erst in das wirksame T3 umgebaut werden kann; damit verschlimmern sich die Symptome einer Schilddrüsenunterfunktion.

3.14 Verstopfung

Irgendwann erwischt es uns alle: Wir essen zuviel Protein und vernachlässigen dabei Ballaststoffe und Wasser. Das Ergebnis fällt unangenehm bis schmerzhaft aus. Die Lösung ist ganz einfach: Sie müssen mehr Ballaststoffe zuführen – das Ehepaar Eades empfiehlt 24 g pro Tag – und natürlich ausreichend trinken. Magnesium spielt ebenfalls eine wichtige Rolle; dieses Mineral sollten Sie wegen seiner gesundheitlichen Vorteile ohnehin täglich einnehmen. Wenn Sie jeden Tag 600 mg Magnesiumaspartat oder -malat zuführen, Ihre Ration Wasser trinken und brav Ihr Gemüse essen (Brokkoli, Kohl, Wurzelgemüse), dann sind Sie von Verstopfung nicht betroffen.

3.15 Wenn Sie die Nase voll haben...

Wir sind nicht nur durch visuelle Versuchungen gefährdet. Oft sind es auch die gewöhnlichen Hochs und Tiefs des Lebens, die unseren Willen untergraben. Das Verlangen nach Kohlenhydraten kann durch vieles wieder geweckt werden: Langeweile, Frustration, Angst, Streß, Niedergeschlagenheit oder einfach das Gefühl, man könne es keine Minute länger aushalten. Wenn Sie zuvor ein Leben lang süchtig nach Kohlenhydraten waren, dann kennen Sie den »Popeye«-Effekt: Wenn alles schief geht, einfach etwas Süßes essen; damit fühlt man sich sofort glücklich und stark. Natürlich nur für kurze Zeit; wenn der Blutzucker wieder abfällt, brauchen Sie erneut etwas Süßes, sonst geht es Ihnen bald wieder schlecht. Besser, Sie folgen Popeyes Beispiel und essen Spinat.

Was soll man in so einer Stimmung tun? Ich trinke immer erst ein großes Glas Wasser. Dann kaue ich eine Viertelstunde auf einem zuckerfreien Kaugummi und warte ab, ob das Gefühl vorübergeht. Falls nicht, trinke ich noch ein Glas Wasser; wenn möglich, putze ich mir auch die Zähne. Will die schlechte Stimmung immer noch nicht weichen, dann denke ich nach: Was möchte ich wirklich? Bin ich so scharf auf etwas Süßes? Oder ist mir mein langfristiges Ziel wichtiger, für das ich schon so viel geopfert habe? Sie sollten nach kurzer Überlegung der Vernunft den Vorrang geben: Das langfristige Ziel, mit kohlenhydratarmer Ernährung Ihre Figur zu verbessern und die Gesundheit zu fördern, ist doch viel mehr wert als der Geschmack des Süßen – ein Gefühl, das in einer Minute vorüber ist! Diese Anwandlungen werden mit den Jahren immer weniger und mir gelingt es fast immer, wie eine Erwachsene zu entscheiden. Wenn ich es doch einmal vermassele und Süßes esse, genieße ich es – und kehre dann reumütig zur strengen Kohlenhydratbeschränkung zurück.

*

4. KAPITEL

BESONDERE UMSTÄNDE

4.1 Vegetarismus

Es ist zwar nicht unmöglich, als Vegetarier einer kohlenhydratarmen Ernährung zu folgen, aber es stellt zweifellos eine Herausforderung dar. Besonders die Veganer haben es schwer, da sie nicht nur auf Fleisch, sondern auch auf Eier und Milch verzichten. Wenn sie sich wenigstens den Verzehr von Fisch erlauben würden – aber natürlich muß das den Fleischverächtern allein überlassen bleiben.

Ehrlich gesagt, ich halte Vegetarismus nicht für gesund. Der Ernährungsexperte Robert Crayhon war früher selbst elf Jahre lang Vegetarier – der gesundheitlichen Vorteile wegen (jedenfalls dachte er das damals) – auch er ist davon nicht mehr überzeugt. Wenn Sie aus moralischen oder religiösen Gründen daran festhalten, dann müssen Sie besonders auf Ihre Ernährung achten.

Vegetarier weisen ein erhöhtes Krebsrisiko auf (was sich vermutlich durch eine kohlenhydratreduzierte Ernährung senken läßt); einer 1970 im »American Journal of Clinical Nutrition« veröffentlichten Untersuchung zufolge sterben weibliche Vegetarier häufiger an Herz-Kreislauferkrankungen als jene, die nicht auf Fleisch verzichten. Das erhöhte Risiko für Krebs

und Herzkrankheiten kann auf eine Reihe von Unzulänglichkeiten der vegetarischen Ernährung zurückgeführt werden:
· Kein L-Carnitin,
· zu wenig Lysin (eine essentielle Aminosäure, die unter anderem als Vorläufer in der körpereigenen Synthese von L-Carnitin dient),
· zu wenig Taurin (eine für Immunsystem und Herz wichtige Aminosäure),
· zu wenig Omega-3 Fettsäuren,
· zu viele Omega-6 Fettsäuren (die das Risiko für Herzkrankheiten und chronische Entzündungen erhöhen),
· zu wenig Vitamin B-12 (was zu Nerven- und Gefäßerkrankungen führt).

Wenn Sie als Vegetarier sogar auf Fisch verzichten, werden Sie sich Milchprodukten und Soja zuwenden müssen. Obwohl Soja einige gesundheitliche Vorteile bietet, so weist es nach Robert Crayhon als Hauptproteinquelle entscheidende Nachteile auf:
· Es liefert zu wenig Methionin, eine wichtige schwefelhaltige Aminosäure.
· Es hat im Tierversuch Diabetes Typ I ausgelöst.
· Sojamilch enthält Phytate, welche die Aufnahme von Mineralien aus der Nahrung blockieren.
· Instantnahrung auf Sojabasis hat bei Kleinkindern einen Zinkmangel ausgelöst.
· Soja senkt den Spiegel beider Cholesteringruppen, sowohl des (guten) HDL, als auch des (schlechten) LDL.

Wenn Ihnen das noch nicht reicht: Dr. William Campbell Douglass hat in seinem Newsletter »Second Opinion« weitere Punkte aufgelistet, die gegen den Einsatz von Soja sprechen. Er weist darauf hin, daß Sojaproteinpulver meist stark verarbeitet und denaturiert ist. Aus diesem Grund geben Farmer, die Soja-Pellets als Viehfutter einsetzen, die Aminosäure Lysin bei; die wenigsten Menschen werden bei der Zubereitung einer vegetarischen Mahlzeit daran denken. Soja enthält starke Phytoöstrogene, die den Hormon-stoffwechsel des Menschen ganz schön durcheinanderwirbeln können: Von Monatsblutungen bei Frauen, die die Menopause bereits hinter sich hatten, bis hin zur Hemmung der Schilddrüsenfunktion mit Gewichtszunahme reicht das Spektrum dieser pflanzlichen Hormone. Sojaöl ist in der Regel ebenfalls hochverarbeitet und enthält gefährliche Trans-Fettsäuren. Soja enthält übrigens nicht nur Phytate, welche die Aufnahme von Mineralien unterbinden, sondern auch sog. Proteasehemmer, welche die Bauchspeichel-drüse beeinträchtigen und die Proteinverdauung stören können. Wer viel Soja verzehrt, erhöht seinen Bedarf an B-Vitaminen, besonders an B-12.

Sie müssen Sojaprodukte nicht gleich von Ihrem Speiseplan streichen. Was ich Ihnen hiermit sagen will: Verzehren Sie es in Maßen. Die Wissen-schaft hat noch kein abschließendes Urteil über Soja gefällt; trotzdem kann man es nicht ohne Einschränkungen empfehlen.

Als Vegetarier sind Sie nicht aus der Verantwortung für eine reichliche Proteinzufuhr entlassen; davon brauchen Sie ebensoviel, wie jeder andere. Wenn Sie als Veganer auf Milchprodukte verzichten, dann können Sie noch auf die Spirulina-Alge als Proteinlieferant setzen.

Wie gesagt, das Leben als Low-Carb Vegetarier ist nicht einfach. All diese Klippen lassen sich umschiffen, aber das erfordert Talent: Sie müssen Ihre Lebensmittel mit Bedacht auswählen, kreativ kochen und eine Reihe von Nahrungsergänzungen einsetzen. Ich bin sicher, daß es eines Tages ein Low-Carb Kochbuch für Vegetarier geben wird, doch bis dahin bleibt Ihnen nur übrig, die vorhandenen vegetarischen Kochbücher mit den Augen eines Ernährungsexperten zu prüfen, um geeignete Rezepte zu finden.

4.2 Diabetes

Vor dem Aufkommen der fettreduzierten Diäten wurde Diabetes mit einer kohlenhydratarmen Diät zur Stabilisierung des Blutzuckers behandelt. Doch dann setzte ein Umdenken ein und für beide Arten der Zuckerkrankheit, Typ I (die juvenile) und Typ II (die im Alter erworbene) wurde der Verzehr von wenig Zucker, aber reichlich Stärke empfohlen – letztere wird im Körper natürlich ebenfalls zu Zucker umgebaut. In der Low-Fat Zeit hat Diabetes epidemische Ausmaße angenommen; am schockierendsten ist der Anstieg der Diabetes bei Kindern um 20 %.

Ein Mann hat den Trend umgekehrt und die Zuckerkranken wieder in Richtung einer kohlenhydratarmen Ernährung geführt: Dr. Richard Bernstein ist selbst Typ I Diabetiker und hat bei vielen seiner Patienten allein mit einer Low-Carb Diät normale Blutzuckerwerte erreicht.

Mein Sohn Ben erkrankte im Alter von 29 – vermutlich durch eine Virusinfektion – an Diabetes Typ I und hat sich ein Jahr lang fast ohne Kohlenhydrate ernährt. Da sein Körper noch geringe Mengen Insulin produzierte, gelang es ihm unter der Anleitung von Dr. Rosedale, seinen Diabetes durch Ernährung und einige Nahrungsergänzungen in den Griff zu bekommen – ohne Insulin spritzen zu müssen. Es bestand die Hoffnung, daß sich seine Bauchspeicheldrüse nach dieser Phase erholen und wieder mehr Insulin produzieren würde. Bei einem anderen jungen Patienten hatte Dr. Rosedale genau das erreicht, aber Ben hatte nicht soviel Glück. Jetzt hält er sich strikt an eine Low-Carb Diät, unterstützt von geringen Dosen Insulin. Bis jetzt ist er in ausgezeichneter Verfassung und sein Diabetes hat sich nicht weiter verschlechtert.

Andere Zuckerkranke schwören auf eine Ernährung nach dem Glykämie-Index, doch Dr. Bernstein hält davon überhaupt nichts. Seiner Meinung nach müssen Diabetiker alle Kohlenhydrate meiden, egal ob sie den Blutzuckerspiegel schnell oder langsam ansteigen lassen.

1999 wurde beim Jahrestreffen der Endokrinologischen Gesellschaft eine faszinierende Studie vorgestellt: 157 Typ II Diabetiker nahmen durch eine Low-Carb Diät – mit 50 % Fettanteil, davon 90 % gesättigte Fette – in einem Jahr durchschnittlich 20 kg ab. Im Vorjahr hatten sich alle Versuchsteilnehmer an die von der Amerikanischen Diabetes Gesellschaft empfohlene Diät gehalten. Doch mit der Low-Carb Ernährung erzielten sie weitaus bessere Ergebnisse: Neben dem drastischen Gewichtsverlust verzeichneten 90 % einen Anstieg des HDL-Cholesterins, während LDL und Triglyzeride abnahmen. Dr. James Hays, Endokrinologe am Limestone Medizin-Center in Wilmington im Bundesstaat Delaware, merkte dazu an: »Wenn es eine Ernährungsform gibt, die nachweisbar zu Gewichtsverlust und verbesserten Blutfettwerten führt, dann wird über kurz oder lang jeder so essen. Ob uns das gefällt oder nicht – es wird so kommen.« Zu dieser Untersuchung muß man wissen, daß die Versuchsteilnehmer zwar angehalten waren, kohlenhydratarm zu essen, aber eine Ketose zu vermeiden.

Wenn Sie Diabetiker sind oder es in Ihrer Familie einen Zuckerkranken gibt, dann kann ich Ihnen nur empfehlen, »Dr. Bernstein's Diabetes Solution« zu lesen. Selbst gesunden Menschen ist die Lektüre als gute Anleitung für die Low-Carb Ernährung anzuraten. Vielleicht ersparen Sie sich eine spätere Diabetes, wenn Sie Dr. Bernsteins Richtlinien frühzeitig anwenden. (Das Buch liegt nicht auf Deutsch vor; »Leben ohne Brot« von Dr. Wolfgang Lutz wäre eine gute Alternative.)

4.3 Schwangerschaft und Stillen

Dieser Bereich der Low-Carb Welt ist noch wenig untersucht. Allerdings besteht kein Zweifel daran, daß die Schwangerschaft der Frau eine Kaskade von Hormonen in Gang setzt, die auch den Insulinspiegel nicht immer unberührt läßt. Dr. Rachael und Richard Heller (»Carbohydrate Addicts«) weisen darauf hin, daß sich bei manchen Frauen daraus ein andauerndes Gewichtsproblem entwickelt. Das Ehepaar Heller gibt allerdings keine weiteren Hinweise auf eine kohlenhydratarme Diät während der Schwangerschaft. Dr. Atkins hat dagegen keine Bedenken, solange täglich mindestens 40 g Kohlenhydrate zugeführt werden. Die Autoren und Ärzte von »Sugar

June (76)

Seit 33 Jahren leidet June an Diabetes Typ I. All die Jahre hat sie ihre Krankheit durch Ernährung und kleine Dosen Insulin unter Kontrolle gehalten. Seit vier Jahren hält sie sich strikt an Dr. Bernsteins Richtlinien und ihre Blutzuckerwerte sind seitdem normal. 30 g Kohlenhydrate darf sie jeden Tag verzehren; June setzt 6 g für das Frühstück ein sowie jeweils 12 g für mittags und abends. Sie hat mittlerweile ihre eigene Version der Bernstein-Diät entwickelt; ab und zu gönnt sie sich etwas kohlenhydratarmes Obst. Um Protein oder Fett macht sie sich keine Gedanken; neben der strengen Kohlenhydratbeschränkung ißt sie alles, was sie möchte. Manchmal sorgt sie sich, zu viele gesättigte Fette zu verzehren, doch ihr mit 109 sehr hoher HDL-Wert beweist, daß diese Angst unbegründet ist.

June nimmt ihr Trainingsprogramm sehr ernst. Jeden Tag geht sie spazieren, mehrmals wöchentlich setzt sie sich für eine halbe Stunde auf ihr Fahrradergometer oder trainiert mit Gewichten. Die Trainingseinheiten werden stets mit einem Stretch-Programm beendet. June schwört auf ihre Nahrungsergänzungen: Die Vitamine C und E, sowie Zink, Kalzium und täglich eine Tasse Tee aus Ingwerwurzel. Natürlich empfindet auch June die strikte Low-Carb Ernährung manchmal als Einschränkung. Sie muß stets vorausplanen, proteinreiche Lebensmittel im Haus haben, ihre Mahlzeiten mit nur wenigen Nahrungsmitteln zubereiten und sich bei Freunden sehr zusammennehmen, was das Essen angeht. Doch sie weiß die Belohnung dafür zu schätzen: normale Blutzuckerwerte. Das einzige Verlangen, das sie ab und zu überkommt, ist das nach Brot, vor allem nach einer frischen Brotkruste. Wenn sie der Versuchung nachgibt, nimmt sie ein wenig mehr Insulin, um mit den überzähligen Kohlenhydraten fertig zu werden.

Zum Frühstück verzehrt June entweder ein »Müsli« aus gehackten Nüssen mit Sahne, oder einige Scheiben Käse und Wurst oder geräucherten Lachs mit Frischkäse oder Spiegeleier mit Speck. Mittags ißt sie für gewöhnlich Frankfurter Würstchen mit Blattsalat. Abends gibt es Gemüse in jeder Form, entweder einen Spargelsalat mit geriebenem Käse, eine Avocado mit Frischkäse oder Artischocken, gebraten mit Speck. Wenn June zwischendurch Hunger bekommt, dann gönnt sie sich einige Nüsse.

Abgesehen von ihren gelegentlichen Ausrutschern (Brotkrusten sind immerhin besser als Süßigkeiten, aber die hat sie sich schon lange abgewöhnt) hält sich June strikt an ihre Diät und sie fühlt sich sehr gut dabei. Sie wird nicht von einem Spezialisten unterwiesen sondern ist ihr eigener Arzt. Doch sie erzielt Ergebnisse, die bei so manchem Experten Neid hervorrufen würden.

Busters« empfehlen ihre Low-Carb Diät sogar für schwangere Frauen. Die Ernährung mit weniger Kohlenhydraten könnte einigen bekannten Komplikationen wie starker Gewichtszunahme, hohem Blutdruck und Schwangerschaftsdiabetes entgegenwirken.

Ob Sie während der Schwangerschaft bei einer Low-Carb Ernährung bleiben und wie weit die Kohlenhydrate reduziert werden können, das hängt von einer Reihe von Faktoren ab: Körpergewicht, Gesundheitszustand, Familiengeschichte und Begleitung durch einen kundigen Arzt sind nur einige davon. Gerade der letzte Punkt könnte sich als der schwierigste herausstellen: Ohne einen Arzt, der sich mit der kohlenhydratarmen Ernährung auskennt und Sie die Schwangerschaft hindurch begleitet, ist eine Low-Carb Diät kaum durchzuführen. Trotzdem kann nicht empfohlen werden,

4.3 Schwangerschaft und Stillen 113

während der Schwangerschaft viel Zucker und Stärke zu verzehren. Neue Forschungen deuten darauf hin, daß die Ernährung der Mutter die Bedürfnisse ihres Kindes formt, später im Leben können eine Insulinresistenz, und daraus resultierend, Gewichtsprobleme und sogar Diabetes entstehen (laut »Newsweek« vom 27.09.1999). Um diesen Problemen aus dem Wege zu gehen, sollten Sie bereits im Frühstadium der Schwangerschaft auf Einfachzucker so weit wie möglich verzichten und im letzten Drittel besonders darauf achten, viel Protein zuzuführen. Geschmacksempfinden und Vorlieben des ungeborenen Kindes werden zum Ende der Schwangerschaft hin geprägt; da macht es doch eher Sinn, ihm eine Vorliebe für Protein als eine für Kohlenhydrate mit auf den Weg ins Leben zu geben, oder?

Wenn Sie bei der Schwangerschaft nicht auf Kohlenhydrate verzichten wollen, dann lassen Sie wenigstens die Finger von Einfachzuckern. Wählen Sie statt dessen lieber unverarbeitete Lebensmittel wie Obst und Gemüse. So erhalten Sie nicht nur mehr Nährstoffe, sondern vermeiden es auch, zu viele leere Kalorien zuzuführen.

Beim Stillen ergeben sich andere Probleme. Es erfordert viel Energie, Muttermilch zu produzieren, deshalb sollten Sie ausreichend essen (schließlich ist das eine der Freuden der frühen Mutterschaft) und die Ketose vermeiden. Essen Sie reichlich gutes Protein, Kohlenhydrate in Maßen und achten Sie auf genügend »gute« Fette (Omega-3). Wie aus Erzählungen von Müttern bekannt wurde, haben sich Low-Carb Diäten als gutes Mittel gegen Depressionen erwiesen, wie sie nach der Geburt auftreten können. Das gilt besonders, wenn die Ernährung reich an Omega-3 Fettsäuren ist.

*

5. KAPITEL

IN DER KÜCHE

5.1 Zuckeraustauschstoffe unter der Lupe

Die Amerikaner lieben Zucker; neuen Statistiken zufolge konsumieren sie pro Kopf mehr als 68 kg im Jahr. Auch Süßstoffe haben es ihnen angetan, davon führen sie pro Kopf und Jahr knapp 11 kg zu (die Zahlen für Mitteleuropa dürften sich in ähnlichen Höhen bewegen). Zuckerersatzstoffe wiegen weniger als echter Zucker, deshalb ist die an Süßstoffen verbrauchte Menge sogar noch größer, als die nackte Zahl erahnen läßt.

Ich selbst bin keine Ausnahme. In meiner Küche finden Sie Sucralose (»Splenda«) und Aspartam (»Equal«), sowie »DiabetiSweet« (ein Mix aus drei Zuckerersatzstoffen), »KiSweet« (aus Kiwifrucht hergestellt), ein Pulver ohne Namen aus dem Naturkostladen, hergestellt aus einem Agavenkaktus mit niedrigem Glykämie-Index und Stevia (aus einer südamerikanischen Pflanze). Ich mag keines dieser Produkte so richtig, doch es gibt eben Zeiten, da braucht man den süßen Geschmack. Alle haben Vor- und Nachteile; ich möchte Ihnen an dieser Stelle einige Informationen an die Hand geben, die Ihnen eine sinnvolle Auswahl von Zuckerersatzstoffen ermöglichen.

So erstaunlich es klingen mag, auch die pulverisierten Süßstoffe enthalten verwertbare Zucker. Meistens handelt es sich dabei um Dextrose (Traubenzucker) und Maltodextrin (Malzzucker). Würde Tafelzucker mit einem Wert von 100 nicht das obere Ende des Glykämie-Indexes einnehmen, so stünden diese beiden noch darüber. Süßstoffe mit der Endung »-ose« sollten Sie deshalb mit äußerster Vorsicht einsetzen. »Sweet'n Low«, »Equal«, »The Sweet One« und »Sugar Twin« weisen alle etwa 96% Zucker auf. Die kleinen Päckchen sind einfach nur so portioniert, daß sie etwas weniger als 1 g Kohlenhydrate liefern – wirklich nur einen Hauch weniger. Ein Gramm Kohlenhydrate hat so gut wie keinen Einfluß auf Ihren Blutzuckerspiegel, doch wenn Sie fünf Päckchen in den Kaffee rühren, sieht das schon anders aus: Über 4 g Kohlenhydrate zählen eben doch! (Bei den hier aufgezählten Süßstoffen handelt es sich um US-Produkte. Die Inhaltsstoffe finden sich z.T. aber auch in unseren Süßstoffpräparaten und Fertigprodukten, deshalb sind Frans Überlegungen ohne weiteres übertragbar. d.Ü.)

Viele Leute glauben, der einzig schlechte Süßstoff sei Aspartam. Diese Substanz ist schon mit allem Möglichen in Verbindung gebracht worden: Kopfschmerzen, Multiple Sklerose, Epilepsie, chronisches Müdigkeitssyndrom, Morbus Parkinson und Morbus Alzheimer, Gehirntumoren, Lungentumoren, Lupus und Diabetes. Einige Leute reagieren in der Tat empfindlich auf Aspartam und bekommen Kopfschmerzen davon. Doch eine 1998 am Institut für Technologie in Massachusettes (MIT) durchgeführte Untersuchung ergab, daß selbst hohe Dosen keine Auswirkungen auf die Gehirnfunktion haben. Aspartam erhöht jedenfalls den Blutzuckerspiegel nicht, soviel steht fest. Das kann von den »bitteren« Süßstoffen (solche mit einem bitteren Nachgeschmack) nicht behauptet werden: Saccharin, Cyclamat, Stevia und Acesulfam-K scheinen alle einen – wenn auch geringen – Insulinausstoß hervorzurufen.

Eine Alternative zum Aspartam, das heißt ohne Zucker und stabil bei allen Temperaturen (viele synthetische Süßstoffe sind es nicht), wäre »DiabetiSweet«, eine Mischung aus Aspartam, Isomalt und Acesulfam-K (in Deutschland nicht auf dem Markt, aber von ungezählten Internet-

Proteinriegel mit Glyzerin erhöhen den Blutzuckerspiegel

Vorsicht ist geboten bei Proteinriegeln mit sehr niedrigem Kohlenhydratgehalt, die trotzdem den Blutzuckerspiegel nach oben treiben. Man »fühlt« förmlich den Effekt, obwohl auf dem Etikett vielleicht nur 2 g oder 4 g Kohlenhydrate angeführt sind. Der Grund dafür ist Glyzerin, ein dreiwertiger Alkohol. Glyzerin wird manchmal auch als Glyzerol oder Polydextrose bezeichnet.

Es wird Sie interessieren, zu erfahren, daß die Bezeichnung Glyzerin vom griechischen »glykerós« herrührt, was »süß« bedeutet. Eine treffende Bezeichnung, denn zwei Moleküle Glyzerin ergeben ein Molekül Glukose (Traubenzucker). Nach Dr. Ron Rosedale ist es durchaus möglich, daß solche Proteinriegel im Körper ähnliche Effekte entfalten, obwohl Glyzerin den Blutzuckerspiegel nach gängiger Lehrmeinung nicht beeinflussen sollte.

Bei meinem Sohn Ben, er ist Typ-I Diabetiker, trat aber genau das ein: Nach dem Verzehr eines »Keto«-Riegels (4 g Kohlenhydrate, 19 g Protein) kam es zu einem gefährlichen Anstieg seines Blutzuckerspiegels um 75 Punkte. Wir wissen aus Erfahrung, daß 4 g Kohlenhydrate (verabreicht als Glukosetabletten) seinen Blutzucker sonst nur um 20 Punkte steigern.

Verzichten Sie also auf Proteinriegel, die Glyzerin als einen der Hauptbestandteile aufführen. Das gilt besonders für Diabetiker.

Anbietern zu beziehen; unter anderem auch aus der Schweiz und England). Stevia, ein pflanzlicher Süßstoff und Sucralose (»Splenda«) sind moderne Zuckerersatzstoffe, die uns die Angst vor den Kunstprodukten nehmen sollen. Manche Leute mögen Stevia, doch mir ist der bittere Nachgeschmack zuwider – dann lieber gar keinen Süßstoff. Und obwohl es angeblich in anderen Ländern schon seit Jahrzehnten ohne Probleme genutzt wird, so weiß man aus Tierversuchen, daß hohe Konzentrationen den Energiestoffwechsel beeinträchtigen. Bei Sucralose handelt es sich um echten Zucker, der mit Chlor behandelt wird; dadurch kommt es zu einer Neuordnung des Moleküls. Der Körper erkennt es nun nicht mehr und verarbeitet es deswegen auch nicht. Sucralose hat gewichtige Vorteile auf seiner Seite: Es hat keinen Nachgeschmack und man kann es in den gleichen Mengen wie Zucker einsetzen (was die Anwendung beim Kochen und Backen erleichtert). Der Hersteller betont, daß es den Blutzuckerspiegel nicht beeinflußt. Das trifft vermutlich auf verarbeitete Lebensmittel zu, doch wenn die Verbraucher das Pulver löffelweise überall einrühren, wäre ich mir da nicht mehr so sicher. Bei einem Vorversuch der US-Lebensmittelbehörde FDA wurde festgestellt, daß Sucralose zu einer Schrumpfung der Thymusdrüse führt, sowie Leber und Nieren anschwellen läßt.

Dann wären da noch die Zuckeralkohole, die fast ausschließlich in verarbeiteten Lebensmitteln eingesetzt werden. Herstellerangaben zufolge sollen diese nicht in Kohlenhydrate umgewandelt werden können. Zwei davon, Sorbitol und Mannitol, führen aber in höheren Dosierungen (wie sie in manchen Diabetiker-Schokoladen vorkommen) zu Durchfall. Glyzerin, technisch gesehen ein Mehrfachalkohol, erscheint auf den Etiketten der Nahrungsmittel nicht als Kohlenhydrat, verhält sich aber wie eines. Wie die US-Lebensmittelbehörde FDA festgestellt hat, wird es im Körper zu 75 % in Zucker umgewandelt. In den Kühlern vieler Autos dient es übrigens als Frostschutzmittel.

Xylitol, hergestellt aus dem Saft der Birke, ist eine bessere Alternative. Zwar wird auch dieser Stoff den Zuckeralkoholen zugerechnet, doch – verwirrend, wie ich zugebe – handelt es sich weder um einen Zucker, noch um einen Alkohol. Xylitol weist einige Vorteile auf, die andere Süßstoffe nicht bieten: Es wirkt antibakteriell, Hefen (etwa der Darmpilz Candida albicans) können sich nicht davon ernähren und es wird nur zu etwa 40 % resorbiert; selbst das geschieht so langsam, daß der Blutzuckerspiegel kaum ansteigt. Xylitol schmeckt kühl und ein bißchen wie Minze – ein sehr frischer Geschmack, der allerdings nicht zu allem paßt.

Da es keinen perfekten Zuckerersatzstoff gibt, soll man nicht ab und zu richtigen Zucker verwenden? Ich muß zugeben, manchmal tue ich das auch. Beim Kochen kann eine Prise Zucker den Unterschied zwischen gut und köstlich ausmachen, ohne den Blutzucker stark in die Höhe zu treiben. Doch übertreiben Sie es nicht: Vergessen Sie nie die vernichtende Wirkung des Insulins, die es dem Zucker verdankt. Ich kann eine Studie der NASA nicht vergessen, die ergab, daß der Konsum von Zucker als wichtigster Grund für Herzerkrankungen bei Frauen gilt (bei Männern steht Zucker ebenfalls ganz oben auf der Liste). Deshalb erscheint es mir am besten, ab und zu einen Süßstoff einzusetzen. Wählen Sie eine Marke, die Ihnen schmeckt und die wenig Nebenwirkungen aufweist. Der Markt für Zuckeraustauschstoffe wächst noch immer; vielleicht gibt es ja schon bald den perfekten Süßstoff.

Der Einsatz von Süßstoffen erscheint vor allem beim Übergang in die kohlenhydratreduzierte Ernährung sinnvoll. Doch sollte man sich Schritt für Schritt davon losmachen – bei fast allen Übergewichtigen war der »süße Zahn« hauptverantwortlich für die überzähligen Pfunde. Das Ziel muß deswegen heißen: Weg von Zucker und von Süßstoff, hin zu einem natürlichen Geschmacksempfinden. Die beste Versicherung gegen Rückfälle wäre, sich den süßen Geschmack abzugewöhnen! Wenn Sie soweit sind – was durchaus mehrere Jahre dauern kann – können Sie auch gefahrlos einen Süßwarenladen betreten: Da gibt es nichts mehr, was Sie haben wollen...

5.2 Prost! Die Wahl der richtigen Getränke

Sie müssen selbst entscheiden, ob Sie mit Aspartam gesüßte Diätcolas und Limonaden trinken möchten oder selbstgemachte Zitronenlimo: Mineralwasser mit frischem Zitronensaft versetzt. Grüner oder schwarzer Tee, heiß oder kalt getrunken, wäre eine weitere gesunde Alternative. Man kann grünen Tee auch mit einigen Stückchen frischer Ingwerwurzel aufgießen; das ergibt einen besonderen Geschmack.

Alle grünen und schwarzen Teesorten sind wegen ihres Polyphenolgehalts sehr gesund. Grüner Tee ist am wenigsten verarbeitet und weist den höchsten Gehalt dieser starken Antioxidantien auf. Wie eine Studie der Medizinischen Fakultät der Harvard Universität herausfand, verringern nur zwei Tassen schwarzen Tees pro Tag das Risiko, einen Herzinfarkt zu erleiden, um 44 % – mit mehr Tassen erhöht sich diese Zahl bis auf 55 %.

Ebenso wie Resveratol, die antioxidative Substanz in roten Trauben und Wein, schützen auch die Polyphenole im Tee gegen Krebs und Herzkrankheiten. Eine 1999 in Schweden durchgeführte Untersuchung ergab, daß Tee das Wachstum neuer Blutgefäße bei Krebstumoren unterbinden kann. Diese sog. Anti-Angiogenese steht im Mittelpunkt der aktuellen Krebsforschung (wenn einem Krebsgeschwür die Blutversorgung abgeschnitten wird, stirbt es ab). Zwei große Krebszentren prüfen mittlerweile die Eignung von Tee als Krebsmedikament. Tee vermag auch die Bildung von Blutpfropfen zu verhindern und so einem Gefäßverschluß vorzubeugen.

Für alle Diätwilligen ist der Tee ein besonderes Geschenk, denn er wirkt wie ein natürlicher Stärkeblocker, indem er die Wirkung der Amylase hemmt (dieses Enzym im Speichel leitet die Kohlenhydratverdauung ein). Im Verdauungstrakt übt der Tee eine ähnliche Wirkung aus, das führt zu einer verminderten Kohlenhydrataufnahme. Der Zucker gelangt obendrein langsamer ins Blut und führt nicht zu so hohen Insulinausschüttungen.

Die Wirkung von Tee in Form von Tabletten oder Kapseln läßt sich nicht exakt bestimmen; am besten trinkt man echten Tee. Benutzen Sie 2-3 gehäufte Teelöffel für einen Liter Tee. Grüner Tee schmeckt nicht so gut, wenn er mit kochendem Wasser zubereitet wird; füllen Sie besser die Kanne bis zur Hälfte mit kaltem Wasser und gießen Sie dann mit kochendem auf.

Low-Carb Margarita

Die Idee dazu geht auf den Frontera-Grill in Chicago zurück; dort benutzt der Barkeeper geriebene Zitronenschale für die Margaritas; so kommt er mit weniger Limettensaft aus. Mengenangaben für acht Margaritas: Mischen Sie 2 (Kaffee-)Tassen Tequila, ¼ Tasse Triple Sec (Orangenlikör), 1 Teelöffel geriebene Schale einer Bio-Zitrone, ¼ Tasse vom Saft dieser Zitrone und 1 Tasse Wasser. Mehrere Stunden im Kühlschrank kalt stellen, dann den Rand flacher Margarita-Gläser (Sektschalen erfüllen den gleichen Zweck) mit Zitrone befeuchten, mit grobem Salz bestreuen und die Cocktailmischung einfüllen. Jeder Margarita weist etwa 2 g Kohlenhydrate auf. Prost!

Für den höchsten Gehalt an Antioxidantien sollte der Tee mindestens fünf Minuten ziehen.

Wenn es etwas Alkoholisches sein soll, dann trinken Sie Champagner und Sekt nur zu besonderen Gelegenheiten; beide können bis zu 20 g Zucker pro Glas enthalten. Rotwein dagegen liefert nur 3 g Kohlenhydrate pro Glas (und kann mit vielen gesundheitlichen Vorteilen dienen), Weißwein enthält schon mehr. Bier ist ebenfalls nicht oder nur in kleinen Mengen zu empfehlen; es enthält bis zu 15 g Kohlenhydrate pro 0,33 l-Flasche. Die meisten »Light«-Biere enthalten zwar weniger Alkohol, aber ebensoviel Zucker. Einzig ein Diabetikerbier bietet kohlenhydratreduzierten Genuß; pro 0,33 l-Flasche weist es nur 3-4 g Malzzucker auf. Für Härteres gilt folgende Faustregel: Dunkles hat weniger Kohlenhydrate. Weinbrand, Brandy oder Cognac weisen weniger Kohlenhydrate auf als Wodka und Korn. Von Likören sollten Sie Abstand nehmen; einige besonders süße Varianten enthalten unglaubliche Mengen Zucker.

5.2 Prost! Die Wahl der richtigen Getränke

5.3 Sauer macht nicht nur lustig, sondern auch schlank

Immer wieder werden Sie vor der Frage stehen, welches Dressing Sie für den Salat einsetzen wollen bzw. zum Verfeinern von Gemüse und Saucen. Essig ist aus der Küche nicht wegzudenken; es gibt ihn in unzähligen Varianten und Geschmacksrichtungen. Eine Untersuchung des »European Journal of Clinical Nutrition« fand heraus, daß bei stärkehaltigen Mahlzeiten die Zugabe von Essig den Blutzuckerspiegel zu senken vermochte. Vielleicht ist das der Grund für die alte Volksweisheit, die besagt, man solle morgens als erstes einen Löffel Apfelessig, eingerührt in ein Glas Wasser trinken. Allerdings kann Essig auch Kohlenhydrate enthalten. Aus Reiswein hergestellter Essig weist den mit Abstand höchsten Zuckergehalt auf; den sollten Sie nur sparsam einsetzen. Andere Essigzubereitungen und Säuerungsmittel enthalten erheblich weniger Kohlenhydrate und sind eher zu empfehlen:

Pro Eßlöffel	Kohlenhydrate
· weißer Essig	0 g
· Weißweinessig	0 g
· Rotweinessig	0 g
· Himbeeressig	1 g
· frischer Zitronensaft	1,3 g
· frischer Limettensaft	1,4 g
· Balsamessig	2 g
· Sherryessig	2 g
· Reisweinessig	6 g

5.4 Da haben wir den Salat...

Blatt- oder Gemüsesalate können nicht nur als Beilage dienen, sondern sind auch allein perfekte Low-Carb Mahlzeiten. Dabei sind unzählige Varianten denkbar. Bei der Zusammenstellung von rohen oder gekochten Gemüsen,

Blattsalaten, Fleisch, Schinken oder Käse können Sie Ihrer Phantasie freien Lauf lassen. Das Ganze wird entweder mit einer selbst angerührten Vinaigrette serviert oder nur mit einem guten Olivenöl.

Man kann damit beginnen, die bekannten italienischen oder griechischen Salate als Hauptmahlzeit zuzubereiten. Der Proteinanteil läßt sich mit hartgekochten Eiern und geriebenem Käse (Parmesan bzw. Emmentaler und Gouda für alle, die es weniger würzig mögen) problemlos erhöhen. Sie werden schnell zu ganz neuen Salatkombinationen finden. Hier einige meiner Favoriten: Scheiben von Zucchini oder Auberginen werden auf dem Grill gegart oder mit etwas Öl in der Pfanne angebraten. Nach dem Erkalten mit Mozzarella-Würfeln und Schinkenstreifen vermischen, Olivenöl darüber geben und vor dem Servieren mit Salz und Pfeffer abschmecken. Eine weitere Variante wäre ein Salat aus gehackter Zwiebel, Tomatenvierteln, Gurkenstückchen und Thunfisch, angemacht mit Essig und Öl. Oder bereiten Sie einen Salat aus bißfest gegartem Brokkoli mit gehackten Nüssen, Gouda-Stückchen und Olivenöl zu.

5.5 Die Zubereitung von Sardinen

Neben dem hohen Gehalt an Omega-3 Fettsäuren enthalten Sardinen auch reichlich Nukleinsäuren: RNS und DNS. Beide ermöglichen dem Körper, gesunde neue Zellen zu produzieren.

Entweder man liebt diese kleinen, öligen Fische, oder man haßt sie. Doch wer gesundheitliche Probleme hat, der tut gut daran, sie zu mögen. Die beste Wahl sind Sardinen in Olivenöl. Die wäscht man am besten im Plastiksieb unter fließend kaltem Wasser ab und gibt einige Spritzer Zitronensaft darüber. Ich wechsle zwischen den folgenden drei Zubereitungsarten (jeweils auf Salatblättern angerichtet):

· Die abgespülten Sardinen mit der Gabel zerkleinern; gehackte rote Zwiebel und etwas scharfen Rettich zugeben, dann mit soviel Crème fraîche vermengen, daß man kleine Bällchen daraus formen kann.

- Die abgespülten Sardinen mit der Gabel zerkleinern und mit fein gehackter Frühlingszwiebel (dabei auch etwas vom Grün), noch einmal 2 Teelöffeln Zitronensaft und gehackter Petersilie vermengen.
- Die abgespülten Sardinen mit der Gabel zerkleinern und mit einer ganzen, fein gehackten Frühlingszwiebel vermengen. Eine kleine Schote Thai-Chili, fein gehackt hinzufügen (oder mehr, je nachdem, wie scharf Sie es mögen), sowie etwas gehackten Koriander und Kreuzkümmel. Mit einem Spritzer Zitronensaft abschmecken.

5.6 Variationen von Eiern und Thunfisch

Eier und Thunfisch gehören zur Grundausstattung eines jeden Low-Carb Haushalts. Da ergibt es sich zwangsläufig, daß diese beiden Lebensmittel öfter auf den Tisch kommen, als andere. Der klassische Thunfisch- oder Eiersalat sollte daher öfter variiert werden; hier einige Anregungen dafür.

Eiersalat: Statt immer nur in Hälften oder Vierteln können hartgekochte Eier auch mit einer groben Reibe zerkleinert werden. Zubereitung...

- Mit Kräutern: Petersilie, Dill, Koriander und Frühlingszwiebeln, alles fein gehackt
- Indisch: Mit Currypulver, sowie gehacktem Koriander und Frühlingszwiebeln
- Levantinisch: Mit Kreuzkümmel, gehacktem Rucola (Rauke) und Flocken von getrocknetem roten Chili
- Russisch: Mit saurer Sahne und ein wenig Crème fraîche, gehacktem Schnittlauch und Dill, sowie etwas geräuchertem Lachs

Thunfischsalat: Dosen-Thunfisch, egal ob in Wasser oder Öl, sollte unter fließend kaltem Wasser gründlich abgespült werden. Zubereitung mit einem guten Olivenöl...

- Italienisch: Mit Kapern, entkernten und grob gehackten schwarzen Oliven,

124   *Living Low-Carb – Leben ohne Kohlenhydrate*

fein gehackter roter Zwiebel, Petersilie und einem Schuß Zitronensaft

· Asiatisch: Mit einem kleinen Schuß Reisweinessig, angerösteten Sesamkörnern, gehackten Radieschen und Frühlingszwiebeln

· Levantinisch: Mit Kreuzkümmel, gehackten Frühlingszwiebeln, Koriander
und Minze

· Mexikanisch: Mit Kreuzkümmel, geviertelten Tomaten, gehackten Frühlingszwiebeln, fein gehackten Chilis und Koriander

5.7 Alles Käse

Den Liebhabern dieses Milchprodukts schlägt das Herz höher, wenn die
Käseplatte auf den Tisch kommt. Käse ist ein tolles Dessert, besonders wenn
es mit einem kleinen Gläschen süßem Wein (weißer oder roter Port) serviert
wird. Nüsse oder einige Stücke Trockenobst passen hervorragend dazu. Eine
schön angerichtete Käseplatte kann aber auch als komplette Mahlzeit dienen
– die so gut wie keine Arbeit macht.

Nach dem Abendessen reicht es oft schon aus, eine Sorte Käse aufzuti-
schen: das kann ein guter Roquefort sein, ein perfekter Stilton (englischer
Blauschimmelkäse) oder ein großes Stück Parmesan mit einigen Tropfen
altem Balsamessig. Mit einem Glas guten Rotweins wird das Käsedessert
zum Genuß; für Ihre normal essenden Freunde können Sie einige Scheiben
frisches Brot oder Toast dazu servieren. Ein kleiner Salat mit Stangensellerie
und gehackten Nüssen paßt ebenfalls sehr gut dazu.

Tatsächlich harmoniert Bleich- oder Stangensellerie perfekt mit allen
Arten von Käse; es betont den reichen Geschmack und bringt etwas Frische
hinein. Am besten servieren Sie die zarten inneren Teile des Stengels und die
Blätter zum Käse. Oder Sie richten ein Tortenstück (bzw. ein Rund) französischen Brie her, indem Sie ihn im Kühlschrank zunächst fest werden lassen
und dann die obere Rinde mit einem scharfen Messer entfernen. Den Käse
dann außerhalb des Kühlschranks abgedeckt ruhen lassen; bei Zimmertem-

peratur entfaltet sich der Geschmack am besten. Hacken Sie das Innere eines Selleriestengels sehr fein und geben Sie es auf den geöffneten Brie-Käse. Mit Sellerieblättern garnieren und einigen Eßlöffeln feinem Olivenöl beträufeln. Mit etwas frischem Pfeffer aus der Mühle ist diese Käseplatte nicht nur für das Auge ein Genuß; servieren Sie Ihren Gästen kleine Stücke des Käses in Dessertschälchen. (Die Originalversion dieses Rezepts stammt aus Venedig und verwendet Taleggio-Käse; angeführt bei Faith Willinger in ihrem Buch »Red, White, and Greens«.)

Oliven und Nüsse sind ebenfalls gute Begleiter für Käse. Die Nüsse kann man »natur« servieren oder mit etwas Öl in der Pfanne rösten, davon profitieren besonders Mandeln und Walnüsse. Für Gäste, die noch Kohlenhydrate verzehren, können Sie neben Brot auch Weintrauben oder Birnenstückchen dazu reichen; das sieht nicht nur schön aus, sondern harmoniert auch geschmacklich.

Eine weitere Möglichkeit wäre, ein gutes Nußöl über den Käse zu geben. Die verstorbene Catherine Brandel, geniale Küchenchefin des Restaurants »Chez Panisse« in Berkeley, servierte gern dünne Scheiben Manchego-Käse, beträufelt mit feinem Haselnußöl. Darum waren einige sehr dünn geschnittene Apfelscheiben drapiert (die zuvor mit Zitronensaft beträufelt wurden, um ein Anlaufen zu verhindern), sowie geröstete Haselnüsse.

Natürlich können Sie auch mehr als nur einen Käse anbieten. Wählen Sie dafür entweder bis zu vier ähnliche oder verschiedene Sorten. Die Auswahl ist unendlich groß – Ziegenkäse, Schafskäse oder einige Käse aus Kuhmilch, die verschiedene Geschmäcker von mild bis scharf aufweisen. Es können Käsesorten aus einem Land sein, die auch mit einem Wein desselben Landes auf den Tisch kommen. Oder Sie entscheiden sich, Blauschimmelkäse aus unterschiedlichen Ländern anzubieten.

Nehmen Sie den Käse unbedingt zwei Stunden vor dem Servieren aus dem Kühlschrank, doch lassen Sie ihn noch in der Verpackung (oder decken Sie ihn mit einem Tuch ab). Wenn möglich, sollte jeder Käse mit einem eigenen

Messer geschnitten werden; die Anordnung auf der Servierplatte entspricht der Reihenfolge des Verzehrs, von mild zu kräftig. Man schneidet Käse so ab, wie es seine Form vorgibt; runde oder Pyramidenformen dürfen geviertelt werden. Lassen Sie auf jeden Fall die Rinde am Käse – es gibt Käseliebhaber, die halten sie für das Beste. Wenn Sie mit Käse noch nicht viel Erfahrungen gesammelt haben, dann kosten Sie besser erst ein kleines Stück vom Käse, bevor Sie sich an der Rinde versuchen. Wenn Ihnen diese nicht zusagt, darf sie auf dem Teller zurückbleiben. Ebenso wie der Käse selbst, verändert sich auch die Rinde mit zunehmendem Alter im Geschmack.

Wie auch immer Sie den Käse servieren, Wein gehört dazu. Beides sind »lebende« Nahrungsmittel – voller Enzyme – die sich kontinuierlich weiterentwickeln. Das paßt nicht nur vorzüglich zusammen, es ergänzt sich auch im Geschmack. Und da Käse so gut wie keine Kohlenhydrate aufweist, können Sie sich die wenigen Gramm in einem Glas Wein erlauben.

Nach Angaben von Steve Jenkins, Autor des Buches »Cheese Primer« (»Käsefibel«), weist Käse nur halb soviel gesättigte Fette auf, wie jeder glaubt. Wenn man bedenkt, daß Käse etwa zu 50 % Butterfett enthält, dann nimmt man an, daß er zur Hälfte aus gesättigten Fetten besteht. Das ist aber nicht richtig; denn Butterfett setzt sich aus 60 % gesättigten und 40 % ungesättigten Fetten zusammen. Brie ist auch nicht der fetteste Käse, sondern Cheddar enthält mehr Fett – weil sein Wassergehalt geringer ist.

Käse darf als Grundnahrungsmittel der kohlenhydratarmen Küche betrachtet werden. Daraus lassen sich nicht nur tolle Desserts zaubern, sondern auch delikate Hauptmahlzeiten. Richten Sie eine kalte Platte an mit den Käsesorten Ihrer Wahl und reichen Sie dazu...

· Schinken oder Salami in Scheiben, oder Scheiben vom Bündner Fleisch
  mit einigen Tropfen Olivenöl
· Radieschen
· Kirschtomaten
· sauer eingelegte Gurken

· Stücke vom Stangensellerie

· grüne oder schwarze Oliven

· einen Blattsalat mit Essig und Öl.

5.8 Ersatz für Kartoffeln und Reis

In der Low-Carb Welt gibt es keine Kartoffeln, doch Blumenkohl kann als Ersatz dafür dienen. Vielleicht kennen Sie dieses Gemüse bisher nur in Wasser ertränkt und kaum gewürzt? Dann sollten Sie ihm noch eine Chance geben. Blumenkohl enthält nur wenig Kohlenhydrate und steht ganz oben auf der Liste jener Gemüse, die Krebs verhindern können.

Für den Umgang mit Blumenkohl gibt es einfache Regeln: Kaufen Sie ihn am besten frisch vom Markt oder am gleichen Tag, an dem Ihr Supermarkt beliefert wird. Nehmen Sie den Kopf, der am dichtesten gewachsen ist und die hellste Farbe aufweist; er darf keine braunen Flecken haben. Tiefkühlware ist nicht die schlechteste Alternative; das Gemüse wird ja direkt nach der Ernte schockgefroren. Halten Sie immer einen Vorrat bereit, dann kann es auch am Wochenende Blumenkohl geben.

Zerkochen oder ertränken Sie den Blumenkohl nicht. Am besten dämpft man ihn mit wenig Wasser, bis er bißfest ist. Sie können den ganzen Kopf in einem großen Topf zubereiten, oder die Röschen vom Strunk schneiden und nur diese garen.

Als eine besonders delikate Form der Zubereitung kann ich Ihnen empfehlen, den Blumenkohl mit einer Reibe zu zerkleinern (besser geht es mit einer Küchenmaschine) und mit Butter bei geringer Hitze in der Pfanne anzubraten. So behält er seinen süßen Geschmack und ist kaum noch als Blumenkohl zu erkennen. Auf diese Weise zubereitet, kann der Blumenkohl auch als Ersatz für Reis dienen. Das ist ein echtes Schnellgericht: Geraspelter Blumenkohl braucht gerade einmal 5 Minuten in der Pfanne und kann mit allen denkbaren Gewürzen verfeinert werden.

128　*Living Low-Carb – Leben ohne Kohlenhydrate*

Blumenkohl-»Reis« kann mit Kreuzkümmel oder Chilipulver angerichtet werden, mit Garam Marsala (eine indische Gewürzmischung) schmeckt er ebenfalls sehr gut. Oder Sie verwenden gehackte Kräuter wie Petersilie, Estragon, Koriander – Sie wissen schon, was ich meine. Hier noch weitere Vorschläge, wie Sie Blumenkohl am besten zubereiten:

· Roh, mit einem oder mehreren Dips. Dafür bietet sich Guacamole (Avocadomus) an, Sour Cream (amerikanische »saure Sahne«, schnell zubereitet aus Quark und Crème fraîche zu gleichen Teilen) oder vielleicht eine selbstgemachte Tomatensoße. Die Röschen bleiben weiß, wenn man den Blumenkohl fünf Minuten in ein Wasserbad mit einigen Spritzern Zitronensaft taucht.

· Dämpfen Sie die Röschen fünf bis acht Minuten lang bißfest und braten Sie diese mit Butter in der Pfanne an; Kapern geben die nötige Würze.

· Gedämpfte Röschen kann man auch mit gerösteten Mandeln anbraten.

· Dämpfen Sie einen ganzen Kopf für etwa 15 Minuten und legen Sie ihn in eine Auflaufform. Geben Sie reichlich geriebenen Parmesan darüber, sowie etwas geschmolzene Butter. Mit Paprika bestreuen und solange in den Backofen geben, bis der Käse geschmolzen ist.

· Wenn man Blumenkohl stampft und mit Crème fraîche verrührt, erhält man einen guten Ersatz für Kartoffelpüree. Mit Salz, Pfeffer und Muskat würzen und sofort servieren, da sich sonst das Wasser abtrennt.

· Schneiden Sie einen bißfest gedämpften Blumenkohl in Stücke und bereiten Sie mit Ihrem Lieblingsdressing und vielen Kräutern einen »Kartoffelsalat« daraus zu. Dressing und Blumenkohl dürfen erst kurz vor dem Servieren zusammengebracht werden, sonst wird es wäßrig.

5.9 Ein Ersatz für Bratkartoffeln

Im Mittleren Westen der USA gehören Kartoffeln zum Frühstück. Meine Tochter Katy hat dort in eine Familie von guten Essern eingeheiratet. Die folgende kohlenhydratarme Alternative zu Bratkartoffeln stammt von ihr: Rettich als Kartoffelersatz. Ihre Familie mag dieses Gericht sehr gern und auf dem Teller sieht es tatsächlich so aus, als wäre es mit neuen Kartoffeln zubereitet.

Schneiden Sie dafür einen großen weißen Rettich (der milde Daikon eignet sich am besten) in kleine Würfel. Wenn Sie keinen Rettich bekommen, können Sie auch Radieschen oder Kohlrabi nehmen. Braten Sie in der Pfanne eine gehackte Zwiebel mit einem Eßlöffel Schinken- oder Speckwürfeln an. Geben Sie dann die Gemüsewürfel dazu und braten Sie diese bei mittlerer Hitze, bis sie außen knusprig und innen noch weich sind, das dauert, je nach Größe der Stückchen, etwa acht Minuten. Mit Salz, Pfeffer und etwas Thymian würzen und vor dem Servieren mit Paprikapulver bestreuen. Wer die Tex-Mex Küche bevorzugt, der gibt Chilipulver, etwas Kreuzkümmel und grüne Jalapeño-Pfefferschoten an die »Bratkartoffeln«.

* * *

130   *Living Low-Carb – Leben ohne Kohlenhydrate*

ANHANG 1

IMPORT VON NAHRUNGSERGÄNZUNGEN ODER MEDIKAMENTEN

(d.Ü.) Im Text war die Rede von einigen Präparaten (die Nahrungsergänzung Vanadylsulfat, bzw. das Arzneimittel »Armour«), die in Deutschland nicht zugelassen sind. Trotzdem können diese Mittel bei korrekter Vorgehensweise ohne größere Probleme nach Deutschland eingeführt werden. (Die Einfuhr nach Österreich oder in die Schweiz dürfte ebenso funktionieren.)

Nahrungsergänzungen und Arzneimittel, selbst wenn sie in Deutschland nicht zugelassen sind, können grundsätzlich über eine deutsche Apotheke bezogen werden. Bei den Präparaten, die von Sporternährungsfirmen nicht (oder nicht mehr) angeboten werden dürfen, handelt es sich entweder um Substanzen, deren Verkauf der Beratung eines Apothekers bedarf (damit sind sie apothekenpflichtig), oder um Arzneimittel, die nur gegen Rezept in Apotheken verkauft werden dürfen (die wären dann rezeptpflichtig). Bei den Arzneimitteln muß noch einmal unterschieden werden in deutsche und ausländische Produkte, die der Apotheker bei seinem Großhändler bestellen kann; bei diesen Präparaten werden in der Regel keine Versandkosten fällig; die Beschaffung dauert auch nicht lange.

Falls auch der Großhandel das gewünschte Präparat nicht führt (was bei US-Medikamenten durchaus möglich ist), bleiben noch die sog. »Aus-

Anhang 1: Import von Nahrungsergänzungen oder Medikamenten 131 landsapotheken«. Diese Spezialisten können Medikamente aus der ganzen Welt beschaffen. Ihr Apotheker kann sich an eine Auslandsapotheke wenden; die kann ihm dann mitteilen, ob sie das Präparat beschaffen kann, wie lange es dauert und was es kosten wird. Wenn das alles fehlschlägt, können Sie Ihren Apotheker immer noch bitten, direkt zu bestellen: Er darf nicht nur mit Arzneimitteln handeln, sondern diese auch importieren.

Europäische Sportnahrungsfirmen liefern eventuell per Nachnahme, sonst per Vorkasse mit Kreditkarte. Ist das gewünschte Produkt in diesen Ländern als Lebensmittel frei verkäuflich, kann u.U. sogar direkt an den Endkunden in Deutschland geliefert werden. Dabei werden etwas höhere Versandkosten fällig, aber auf Lieferungen an private Verbraucher innerhalb der EU wird kein Zoll und keine EUSt. (s.u.) erhoben; die Mehrwertsteuer wird (wie in Deutschland) vom Absender einbehalten und in dessen Heimatland abgeführt. Bei Nahrungsergänzungsmitteln dagegen, die in den USA bestellt werden und dort vielleicht frei verkäuflich sind, in Deutschland aber als Arzneimittel angesehen werden, kann es länger dauern.

Bei diesen, aus den USA zu importierenden Präparaten hat sich die folgende Vorgehensweise bewährt: Vom Hausarzt ein Privatrezept dafür ausstellen lassen. Mit diesem Rezept in die Apotheke gehen (am besten bringen Sie die Adresse der ausländischen Firma gleich mit); der Apotheker bestellt für Sie. Bei US-Firmen kann über deren Internetshop, per eMail, Fax oder Telefon bestellt werden; es empfiehlt sich die Vorabzahlung mit einer Kreditkarte, sowie das Erfragen der Lieferzeit. Wenn die Ware in Deutschland eintrifft, geht sie über ein Zollamt in der Stadt, wo sie zum ersten Mal auf deutschen Boden kommt, z.B. über das Flughafenzollamt Frankfurt, zu ihrem örtlichen Zollamt. Das verständigt dann den Apotheker; er oder eine von ihm beauftragte Person kann die Ware dann gegen Vorlage des Rezepts abholen.

Bei der Einfuhr der Ware wird auf jeden Fall die Einfuhrumsatzsteuer (EUSt.) fällig; bei als Lebensmittel einzustufenden Präparaten der ermäßigte

Satz von derzeit 7%, bei in Deutschland als Arzneimittel einzustufenden Produkten der normale Satz von derzeit 16%. Die EUSt. wird auf den gesamten Rechnungswert der Lieferung erhoben; also auch auf die Versandkosten. Eventuell fallen Zollgebühren an; in der Regel aber nur wenige Prozent des Rechnungswertes.

Die Einstufungen von Produkten, ob Lebensmittel oder Medikament, kann Ihnen eventuell Ihr Apotheker nennen. Wenn er sich nicht sicher ist, kann der Amtsapotheker des zuständigen Gesundheitsamtes Auskunft geben oder das örtliche Zollamt. Ich würde Ihnen da gern Verbindliches an die Hand geben, wegen der regional verteilten Kompetenzen ist das aber schwierig: Es kann durchaus vorkommen, daß ein Präparat im Landkreis A vom Amtsapotheker als Lebensmittel eingestuft wird, im Landkreis B dagegen als Arzneimittel. Alle Abgaben, die bei der Einfuhr zu leisten sind, können jedenfalls beim örtlichen Zollamt verbindlich erfragt werden.

Das ist der umständliche, aber legale Weg. Vielen Leuten ist das zu mühselig, und obendrein zu teuer; deswegen versuchen sie ihr Glück, indem sie in Deutschland nicht erhältliche Produkte einfach von einer Reise in die USA »mitbringen«, ohne den Zoll zu »bemühen«. Das kann gutgehen, aber eine Garantie gibt es dafür nicht. Wenn Sie kontrolliert werden, kann das zudem teuer werden. Auch wenn manche Zollstellen sich bei Ersttätern und nicht zu hohem Warenwert vielleicht kulant zeigen und Ihnen nur einen Strafzuschlag (das bedeutet doppelte Abgaben) abknöpfen: Es kann durchaus auch ein Bußgeld verhängt oder sogar wegen Zollvergehens eine Anzeige erstattet werden.

Der richtige Weg wäre, vor der Reise mit dem zuständigen Gesundheitsamt abzuklären, welches der von Ihnen gewünschten Produkte als Lebensmittel eingestuft wird und mit dem örtlichen Zollamt, welche Mengen davon eingeführt werden dürfen. Frei verkehrsfähige Produkte sollten Sie dann beim Flughafenzoll, oder wo immer Sie deutschen Boden wieder betreten, anmelden. Denken Sie auch daran, für diesen Fall noch genug Euro vorrätig zu haben, um die Gebühren zahlen zu können; andernfalls bleibt die Ware erst einmal dort. Rezeptpflichtige bzw. apothekenpflichtige Produkte dürfen dagegen von Privatpersonen nicht eingeführt werden; da bleibt Ihnen nur der Weg über den Apotheker, wie oben beschrieben.

Zuletzt noch einmal der Hinweis, daß Sie vor einer Einnahme von Nahrungsergänzungen und Medikamenten immer erst Ihren Arzt konsultieren sollten; er kann ihnen bei der Dosierung helfen und eventuelle Nebenwirkungen überwachen. Von einer unbegleiteten Selbstmedikation muß entschieden abgeraten werden.

*

ANHANG 2: LITERATUR

Titel in deutscher Sprache sind mit (D) gekennzeichnet.

1 (D) Arndt, Klaus; Korte, Stephan: Die Anabole Diät – Ketogene Ernährung für Bodybuilder. Novagenics, Arnsberg 1997.

2 (D) Arndt, Klaus: Rezepte für die Anabole Diät – Superschlank und kerngesund durch ketogene Ernährung mit den richtigen Fettsäuren. Novagenics, Arnsberg 2003.

3 (D) Arndt, Klaus; Albers, Torsten: Handbuch Protein und Aminosäuren. Optimaler Einsatz von Protein und Aminos im Sport, in der Diät, bei Erkrankungen und zur Gesundheitsvorsorge. Novagenics, Arnsberg 2001.

4 (D) Atkins, Robert C., M.D.: Dr. Atkins Diät-Revolution. Fischer, Frankfurt 2001.

5 Audette, Ray: Neanderthin. Paleolithic Press, Dallas 1996. Reprint: St. Martin's, New York 1999.

6 Barnes, Broda, M.D.; Gayton, Lawrence: Hypothyroidism: The Unsuspected Illness. Crowell, New York 1976.

7 Bernstein, Richard K., M.D.: Dr. Bernstein's Diabetes Solution. Little & Brown, Boston 1997.

8 Biermann, June; Toohey, Barbara: The Diabetic's Book, 4. Auflage. Tarcher, New York 1998.

9 Brand-Miller, Jennie et al: The Glucose Revolution. Marlowe, New York 1999.

10 (D) Budwig, Johanna: Öl-Eiweiß-Kost. Sensei, Kernen 2000.

11 Cabot, Sandra, M.D.: The Liver Cleansing Diet. Ten Speed Press, Berkeley (Kalifornien) 1997.

12 Carpender, Dana: How I Gave Up My Low Fat-Diet and Lost Forty Pounds! Hold The Toast Press, Bloomington (Indiana) 1990.

13 (D) Cordain, Loren, Ph.D.: Das Getreide – Zweischneidiges Schwert der Menschheit. Novagenics, Arnsberg 2004.

14 Crayhon, Robert: The Carnitine Miracle. M. Evans, New York 1998.

Anhang 2: Literatur 135

15 Eades, Michael, M.D.; Eades, Mary Dan, M.D.: Protein Power. Bantam, New York 1996.

16 Eades, Michael, M.D.; Eades, Mary Dan, M.D.: The Protein Power Lifeplan. Warner Books, New York 2000.

17 Goldberg, Jack; O'Mara, Karen: The GO-Diet. GO Corporation, Chicago 1999.

18 (D) Heller, Richard F.; Weinberger, Renate (Übersetzerin): Die Fressbremse. Goldmann, München 2001.

19 Jenkins, Steven: Cheese Primer. Workman, New York 1996.

20 (D) Lutz, Wolfgang, Dr. med.: Leben ohne Brot. 14. Aufl., Informed, Gräfelfing 2004.

21 McCullough, Fran: The Low-Carb Cookbook. Hyperion, New York 1997.

22 McCully, Kilmer S.; McCully, Martha: The Heart Revolution. HarperCollins, New York 1999.

23 McDonald, Lyle: The Ketogenic Diet. Morris Publishing, Keamey (Nebraska) 1998.

24 Madison, Deborah: This Can't Be Tofu! Broadway Books, New York 2000.

25 Madison, Deborah: Vegetarian Cooking for Everyone. Broadway Books, New York 1997.

26 Messina, Mark: The Simple Soybean and Your Health. Avery, Garden City Park (New Jersey) 1994.

27 Mitscher, Lester A.; Dolly, Victoria: The Green Tea Book. Avery, Garden City Park (New Jersey) 1998.

28 Montignac, Michel; Jones, Daphne (Übersetzerin): Eat Yourself Slim (5. Auflage). Montignac Publishing, London 1996.

29 (D) Montignac, Michel: Die Montignac-Methode. Artulen, Januar 2002.

30 Robertson, Donald S.; Robertson, Carol R: The Snowbird Diet. Warner Books, New York 1986.

31 (D) Sears, Barry Ph.D.; Lawren, Bill: Das Optimum – Die Sears-Diät. Ullstein, Berlin 2003.

32 Simontacchi, Carol: Your Fat Is Not Your Fault. Tarcher, New York 1997.

33 Somers, Suzanne: Suzanne Somers' Get Skinny on Fabulous Food. Crown, New York 1999.

34 Steward, H. Leighton, M.D. et al: Sugar Busters! Ballantine, New York 1998.

35 (D) Steward, H. Leighton, M.D., Heino, Helke (Übersetzer): Zucker-Knacker. Goldmann, München 1999.

36 (D) Worm, Nicolai, Dr. med.: Syndrom X oder Ein Mammut auf den Teller! Systemed, Lünen 2002.

37 (D) Worm, Nicolai, Dr. med.: Täglich Fleisch – Auch der Mensch braucht artgerechte Ernährung. Hallwag, München 2001.

136   *Living Low-Carb – Leben ohne Kohlenhydrate*

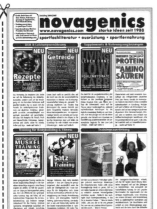

novagenics.com

Fordern Sie unseren Gratis-Katalog an.

Novagenics (gegründet 1988) verlegt und vertreibt Bücher über Training, Diät und Leistungsernährung, sowie ausgewählte Trainingsausrüstung und Sporternährung zu Discount-Preisen. Fordern Sie mit dieser Postkarte (das Porto übernimmt Novagenics) unseren aktuellen Gratis-Katalog an.

☐ **Ja, senden Sie mir umgehend den aktuellen Novagenics-Katalog.**

Gratis-Katalog per Telefon: +49 (0) 2932-28982, Fax 26362

Ihre Meinung ist sehr wichtig! Bitte helfen Sie uns, den Kundenservice weiter zu verbessern:

Kreuzen Sie einfach an, welche Noten auf der Skala von 1 (sehr gut) bis 6 (ungenügend) wir Ihrer Meinung nach verdient haben. Danke.

Welches Novagenics-Buch haben Sie gelesen?

Buch A ....

Buch B ....

Buch C ....

Wie hat es Ihnen gefallen?	Wie war die sprachliche Qualität?	War es sein Geld wert?
Buch A ① ② ③ ④ ⑤ ⑥	Buch A ① ② ③ ④ ⑤ ⑥	Buch A ① ② ③ ④ ⑤ ⑥
Buch B ① ② ③ ④ ⑤ ⑥	Buch B ① ② ③ ④ ⑤ ⑥	Buch B ① ② ③ ④ ⑤ ⑥
Buch C ① ② ③ ④ ⑤ ⑥	Buch C ① ② ③ ④ ⑤ ⑥	Buch C ① ② ③ ④ ⑤ ⑥

Wie bewerten Sie die anderen Leistungen von Novagenics?

Ehrlichkeit (Stimmen unsere Aussagen in Anzeigen und Katalog?)	Erfüllt unsere Kundenbetreuung Ihre Erwartungen? (z.B. Freundlichkeit am Telefon)	Reaktionszeit (wurde Ihre Bestellung schnell zugesandt?)
① ② ③ ④ ⑤ ⑥	① ② ③ ④ ⑤ ⑥	① ② ③ ④ ⑤ ⑥

Kulanz / Garantie (haben wir Ihre Beschwerden / Reklamationen richtig behandelt? Oder glauben Sie, daß wir Sie im Falle einer Reklamation voll zufriedenstellen würden?)	Waren die Versandkosten tragbar für Sie?	Wie bewerten Sie Novagenics im Vergleich zu anderen Sportverlagen?
① ② ③ ④ ⑤ ⑥	① ② ③ ④ ⑤ ⑥	① ② ③ ④ ⑤ ⑥

Was können wir verbessern? ....

....

Was machen andere besser? ....

novagenics.com

Wenn Sie mehr über Novagenics und unsere Bücher zu den Themen Diät & Leistungsernährung, Nahrungsergänzungen & Supplements, Training für Bodybuilding & Fitness, sowie unser Angebot an Trainingsausrüstung und unseren Sporternährungs-Discount erfahren möchten, bestellen Sie unseren aktuellen Gratis-Katalog mit dieser Postkarte, oder rufen Sie einfach an unter +49 (0) 2932 - 28982. Sie können den Katalog auch per Fax ordern +49 (0) 2932 - 26362, per Brief (Novagenics • Postfach 1163 • 59701 Arnsberg, Deutschland), oder per E-Mail (info@novagenics.com).

Wir würden uns freuen, wenn Sie die kurzen Fragen auf dieser Postkarte ebenfalls beantworten würden. Ihre Meinung interessiert uns sehr; wir sind stets bemüht, unseren Service nach Ihren Wünschen zu gestalten. Dafür brauchen wir aber ein „Feedback" von unseren Kunden. Vielen Dank für Ihr Verständnis.

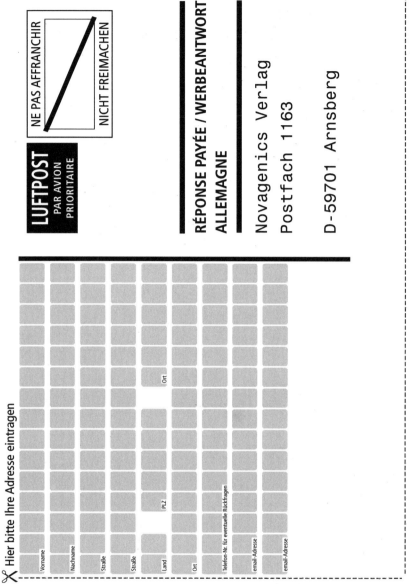